Smartwatch statt Arzt?

AF177577

bup

Deutsche Bibliothek
-CIP-Einheitsaufnahme-

Andreas Böhlinger
Smartwatch statt Arzt
ISBN: 978-3-95562-986-1
Copyright by bremen university press
Erscheinungsort: Bremen, Deutschland
Auflage 1, 24. September 2023
Version 1.0
Printed in EU, UK, USA, JP, AUS
bup@bremenuniversitypress.com
www.bremenuniversitypress.com

ÜBERSICHT

INHALTSVERZEICHNIS

Einleitung

In einer Welt, in der Technologie stetig voranschreitet und zunehmend in alle Bereiche des Lebens eindringt, kommt dem Gesundheitswesen eine Schlüsselrolle zu. Die moderne Medizintechnik verspricht, den Zugang zur Gesundheitsversorgung zu demokratisieren, die Qualität der Pflege zu erhöhen und die Gesundheitskosten zu senken. Dabei rücken sogenannte Wearables – tragbare Geräte, die kontinuierlich persönliche Gesundheitsdaten sammeln – in den Fokus der Aufmerksamkeit. Aber können sie wirklich den Arzt ersetzen?

Das Buch "Wearables statt Arzt" untersucht diese Fragestellung und bietet einen umfassenden Überblick über die wachsende Bedeutung von Wearables im Gesundheitssektor. Es handelt sich nicht nur um eine Analyse der technischen Aspekte dieser Geräte, sondern auch um eine interdisziplinäre Betrachtung, die sowohl ethische, gesellschaftliche als auch rechtliche Perspektiven umfasst. Welche Möglichkeiten und Risiken bringt die Nutzung von Wearables mit sich? Wie verändert sich das Arzt-Patienten-Verhältnis, und was bedeutet das für den Datenschutz? Inwieweit sind Wearables geeignet, eine präzisere Diagnostik und Therapie zu ermöglichen, und wo stoßen sie an ihre Grenzen?

Ziel des Buches ist es, Einblicke in die komplexe Welt der Wearables im Gesundheitswesen zu bieten. Anhand von Fallstudien und einer gründlichen Analyse aktueller Forschungsergebnisse zielt dieses Werk darauf ab, eine ausgewogene und kritische Perspektive auf ein

Thema zu geben, das weitreichende Auswirkungen auf unsere Gesundheit und Gesellschaft hat.

In einer Zeit, in der Big Data und künstliche Intelligenz immer stärker unser Leben prägen, wirft "Wearables statt Arzt" drängende Fragen auf und fordert uns auf, über die Zukunft der medizinischen Versorgung nachzudenken. Dabei verbindet das Buch wissenschaftliche Erkenntnisse mit praktischen Anwendungsbeispielen und schlägt so eine Brücke zwischen Theorie und Praxis. Es stellt eine unverzichtbare Lektüre für alle dar, die verstehen möchten, wie Technologie das Gesicht der Medizin verändert – zum Guten oder zum Schlechten.

Kontextualisierung des Themas

Der Kontext des Themas "Wearables statt Arzt" ist sowohl breit als auch tiefgreifend, da er eine Schnittstelle zwischen Technologie, Medizin, Ethik und Gesellschaft bildet. In den letzten Jahren haben Wearables wie Fitness-Tracker, Smartwatches und spezialisierte medizinische Sensoren immer mehr an Popularität gewonnen. Diese Geräte versprechen, durch ständige Überwachung und Datensammlung die persönliche Gesundheitspflege zu revolutionieren.

Technologischer Kontext

Die rasante Entwicklung von Sensortechnologie, Datenanalyse und künstlicher Intelligenz ermöglicht es, eine Fülle von Gesundheitsparametern in Echtzeit zu überwachen. Dies reicht von einfachen Messungen wie Schrittzählung und Herzfrequenz bis hin zu komplexeren Analysen wie der Überwachung von Blutzuckerspiegeln und Schlafmustern.

Medizinischer Kontext

Im medizinischen Bereich besteht ein wachsender Bedarf an personalisierter Medizin und präventiver Gesundheitspflege. Wearables könnten in diesem Zusammenhang als ein Werkzeug dienen, das nicht nur Ärzten, sondern auch den einzelnen Personen tiefere Einblicke in den eigenen Gesundheitszustand ermöglicht.

Ethischer und Gesellschaftlicher Kontext

Die massenhafte Sammlung von Gesundheitsdaten wirft ernsthafte ethische und gesellschaftliche Fragen auf. Dazu gehören Bedenken hinsichtlich des Datenschutzes, der Datensicherheit und der potenziellen Diskriminierung aufgrund von Gesundheitsinformationen. Zudem könnte die Technologie eine soziale Kluft zwischen denjenigen verstärken, die sich den Zugang zu diesen fortschrittlichen Diensten leisten können, und denjenigen, die das nicht können.

Rechtlicher Kontext

Die rechtliche Dimension umfasst Fragen zur Haftung, zum Datenschutz und zur Regulierung dieser Technologien. Welche Gesetze sind anwendbar, wenn ein Wearable fehlerhafte Daten liefert, die zu einer falschen medizinischen Entscheidung führen? Wie werden diese Daten gespeichert und wer hat Zugang dazu?

Insgesamt bietet das Thema "Wearables statt Arzt" eine Vielzahl von Ansatzpunkten für eine multidisziplinäre Diskussion. Es vereint technologische Innovation mit ethischen Herausforderungen und potenziellen sozialen und medizinischen Vorteilen, aber auch Risiken. Daher ist es von großer Bedeutung, das Thema aus verschiedenen Blickwinkeln zu betrachten, um ein vollständiges Bild der Auswirkungen dieser Entwicklung zu erhalten.

Was sind Wearables?

Wearables sind tragbare elektronische Geräte, die am Körper getragen werden und in der Regel mit anderen Geräten wie Smartphones oder Computern verbunden sind, um Daten zu sammeln, zu verarbeiten und anzuzeigen. Sie sind darauf ausgelegt, den Alltag zu erleichtern, Informationen bereitzustellen oder die Gesundheit zu überwachen. Die Bandbreite der verfügbaren Wearables ist breit und reicht von einfachen Geräten wie Fitness-Trackern und Smartwatches bis hin zu komplexeren medizinischen Sensoren und Augmented-Reality-Brillen.

Typen von Wearables

Fitness-Tracker: Diese Geräte sind darauf ausgerichtet, körperliche Aktivitäten wie Schritte, verbrannte Kalorien, zurückgelegte Entfernungen und Schlafmuster zu überwachen.

Smartwatches: Diese bieten eine breite Palette an Funktionen, darunter Benachrichtigungen für eingehende Anrufe, Textnachrichten, Termine und mehr. Sie verfügen oft auch über Gesundheitsüberwachungsfunktionen wie Herzfrequenzmesser und Schlaftracker.

Medizinische Sensoren: Diese sind spezialisierte Wearables, die bestimmte Gesundheitsindikatoren wie Blutzucker, Blutdruck oder Sauerstoffsättigung im Blut überwachen können.

Sport Wearables: Beispielsweise Laufuhren oder GPS-Geräte, die speziell für Athleten entwickelt wurden und Informationen wie Geschwindigkeit, Distanz und Höhe anzeigen.

Smart Clothing: Intelligente Kleidung, die mit Sensoren ausgestattet ist, um verschiedene Metriken zu erfassen, z.B. Körperhaltung oder Muskelaktivität.

Augmented-Reality-Brillen: Diese Geräte überlagern die physische Welt mit digitalen Informationen und können in professionellen Umgebungen wie der Chirurgie oder im Ingenieurwesen verwendet werden.

Funktionsweise und Technologie

Die meisten Wearables sind mit Sensoren ausgestattet, die Daten sammeln, und einem Mikroprozessor, der diese Daten verarbeitet. Sie sind in der Regel drahtlos mit einem anderen Gerät verbunden, das eine weitergehende Analyse der Daten ermöglicht. Die Übertragung der Daten erfolgt meist über Bluetooth, WLAN oder spezialisierte Verbindungsprotokolle. Wearables sind häufig mit einer eigenen Software oder App ausgestattet, die eine Benutzeroberfläche bietet und weitere Analysen oder Interpretationen der gesammelten Daten ermöglicht.

Anwendungsbereiche

Wearables finden in einer Vielzahl von Bereichen Anwendung:

Gesundheitsüberwachung: Früherkennung von Anomalien, Überwachung chronischer Krankheiten

Sport und Fitness: Leistungsüberwachung und -optimierung

Alltag: Erinnerungen, Benachrichtigungen und allgemeine Informationsversorgung

Berufliche Anwendungen: In Bereichen wie Logistik, Fertigung oder Gesundheitswesen, um die Effizienz zu steigern oder spezifische Aufgaben zu unterstützen

Die Popularität von Wearables wächst stetig, und mit fortschreitender Technologie erweitern sich auch die Möglichkeiten ihrer Anwendung. Gleichzeitig stellen sie jedoch auch Herausforderungen in Bezug auf Datenschutz, ethische Bedenken und soziale Auswirkungen dar.

Von Armbändern zu implantierbaren Sensoren

Die Entwicklung von Wearables hat einen beachtlichen Weg zurückgelegt, beginnend mit relativ einfachen Armbändern bis hin zu komplexen, implantierbaren Sensoren. Dieser Fortschritt hat sowohl die Art und Weise, wie wir Gesundheit und Fitness überwachen, als auch die Beziehung zwischen Patienten und medizinischen Fachkräften tiefgreifend verändert.

Anfänge mit Armbändern

Die ersten Generationen von Wearables waren in der Regel Armbänder oder Uhren, die einfache Funktionen wie Schrittzählung, Kalorienverbrauch und manchmal auch Herzfrequenzüberwachung boten. Diese Geräte waren primär darauf ausgerichtet, den Benutzern grundlegende Informationen über ihre körperliche Aktivität zu geben. Sie waren meistens mit einer Smartphone-App gekoppelt, die eine einfache Datenanalyse ermöglichte. In dieser Phase ging es vor allem um Bewusstseinsbildung und Motivation für einen aktiven Lebensstil.

Entwicklung zu Multifunktionsgeräten

Mit der Zeit sind die Fähigkeiten von Wearables weit über einfache Fitness-Tracker hinausgewachsen. Smartwatches bieten nun eine Reihe von Anwendungen, darunter Messaging, Wetterinformationen und sogar mobiles Bezahlen. Gleichzeitig haben sie ihre gesundheitsbezogenen Funktionen erweitert, um Dinge wie Schlaftracking, Stressüberwachung und sogar EKG-Funktionalität zu umfassen.

Medizinische Sensoren

Parallel dazu hat sich ein ganzes Segment von medizinisch orientierten Wearables entwickelt. Diese Geräte sind für die Überwachung spezifischer Gesundheitsparameter wie Blutzuckerspiegel, Blutdruck oder Sauerstoffsättigung konzipiert. Sie sind oft darauf ausgerichtet, die medizinische Versorgung für Menschen mit chronischen Krankheiten zu verbessern und können eine direkte Verbindung zu medizinischen Dienstleistern ermöglichen.

Implantierbare Sensoren

Der neueste Fortschritt in diesem Bereich sind implantierbare Sensoren, die direkt im Körper platziert werden können. Diese Geräte können kontinuierliche Überwachung auf einem Niveau bieten, das externe Geräte einfach nicht erreichen können. Zum Beispiel könnten implantierbare Glukosesensoren Diabetikern eine konstante Überwachung ihres Blutzuckerspiegels ermöglichen, ohne dass regelmäßige Fingerstiche erforderlich sind. Diese Technologie ist allerdings auch am kontroversesten, da sie Fragen zur Datensicherheit, Ethik und Langzeitfolgen der Implantate aufwirft.

Implikationen und Herausforderungen

Der Übergang von einfachen Armbändern zu implantierbaren Sensoren stellt sowohl enorme Möglichkeiten als auch Herausforderungen dar. Die Fähigkeit, kontinuierliche, detaillierte Daten zu sammeln, könnte die medizinische Forschung und die individuelle

Gesundheitsversorgung revolutionieren. Gleichzeitig wirft die immer tiefere Integration dieser Technologie in unseren Körper ernste Fragen in Bezug auf Datenschutz, Ethik und soziale Gerechtigkeit auf. Beispielsweise ist die Datensicherheit bei implantierbaren Geräten ein kritisches Anliegen, da ein Sicherheitsverstoß nicht nur die Privatsphäre, sondern auch die physische Sicherheit der betroffenen Person gefährden könnte.

Insgesamt befinden wir uns in einer spannenden, aber auch komplexen Phase der Entwicklung von Wearables, die tiefgreifende Auswirkungen auf unsere Gesundheit und Gesellschaft haben wird. Der Weg von Armbändern zu implantierbaren Sensoren markiert eine signifikante Evolution in der Technologie und erfordert eine sorgfältige Überlegung aller damit verbundenen Aspekte.

Ökosysteme und Plattformen

Das Konzept der Ökosysteme und Plattformen hat in der Technologiewelt stark an Bedeutung gewonnen. Ein Ökosystem in diesem Kontext bezieht sich auf eine Gruppe von miteinander verknüpften Anwendungen, Diensten und Technologien, die unter einer einheitlichen Plattform oder Marke agieren. Diese Konstellation bietet sowohl für Endnutzer als auch für Entwickler eine Vielzahl von Vorteilen, bringt aber auch Herausforderungen mit sich.

Charakteristika von Ökosystemen und Plattformen

Integration und Kompatibilität

Eine der größten Stärken eines gut konzipierten Ökosystems ist die reibungslose Integration zwischen verschiedenen Produkten und Diensten. Nehmen wir als Beispiel das Apple-Ökosystem: Ein iPhone, ein MacBook und eine Apple Watch können problemlos miteinander synchronisiert werden, was eine durchgängige Benutzererfahrung ermöglicht.

Datenfluss und Analyse

In einem Ökosystem können Daten zwischen verschiedenen Diensten und Anwendungen fließen. Das erlaubt detaillierte Analysen und bietet die Möglichkeit, personalisierte Dienste und Funktionen zu entwickeln. Beispielsweise könnten Gesundheitsdaten von einem Wearable mit einer medizinischen Datenbank verknüpft werden, um personalisierte Gesundheitstipps zu generieren.

Entwicklerfreundlichkeit

Ein robustes Ökosystem bietet auch eine Plattform für Drittanbieter und Entwickler, um eigene Anwendungen und Dienste zu entwickeln. Diese können von den bereits vorhandenen Tools und Infrastrukturen des Ökosystems profitieren, was die Entwicklung beschleunigt und vereinfacht.

Herausforderungen und Kritik

Monopolisierung und Lock-In-Effekte

Ein gut entwickeltes Ökosystem kann dazu führen, dass Benutzer sich so sehr darin eingebunden fühlen, dass ein Wechsel zu einer anderen Plattform unattraktiv wird. Das schafft die Gefahr von Monopolstellungen und kann den Wettbewerb einschränken.

Datenschutz und -sicherheit

Die zentrale Sammlung und Analyse von Daten wirft ernsthafte Fragen zum Datenschutz und zur Datensicherheit auf. Insbesondere in sensiblen Bereichen wie der Gesundheitsversorgung müssen strenge Datenschutzrichtlinien eingehalten werden.

Interoperabilität

Während innerhalb eines Ökosystems hohe Integrationsniveaus erreicht werden können, ist die Interoperabilität zwischen verschiedenen Ökosystemen oft eingeschränkt. Das kann zu Fragmentierung und inkompatiblen Lösungen führen, die für den Endnutzer problematisch sind.

Beispiele für Ökosysteme und Plattformen

Apple: iOS, macOS, watchOS, tvOS, iCloud, App Store

Google: Android, Google Cloud, Google Play, Wear OS

Amazon: Alexa, Amazon Web Services, Amazon Marketplace

Microsoft: Windows, Azure, Microsoft Office, Xbox

Gesundheits-Ökosysteme: Plattformen wie Apple Health oder Google Fit, die verschiedene Gesundheits- und Fitness-Daten sammeln und analysieren

Insgesamt stellen Ökosysteme und Plattformen ein mächtiges Modell für die Entwicklung und Verbreitung von Technologien dar. Sie bieten integrierte, benutzerzentrierte Lösungen und schaffen eine Basis für innovative Anwendungen und Dienste. Gleichzeitig erfordern sie aber eine sorgfältige Überwachung und Regulierung, um sicherzustellen, dass sie im besten Interesse der Endnutzer, Entwickler und der Gesellschaft als Ganzes agieren.

Marktdynamik und Wettbewerbslandschaft

Die Marktdynamik und die Wettbewerbslandschaft in der Technologiebranche, insbesondere im Bereich der Wearables, Ökosysteme und Plattformen, sind äußerst komplex und ständig im Wandel. Verschiedene Faktoren, von technologischen Innovationen bis hin zu regulatorischen Änderungen, beeinflussen die Marktbedingungen kontinuierlich. In dieser dynamischen Umgebung sind sowohl etablierte Unternehmen als auch Start-ups bemüht, ihre Position zu stärken und sich Wettbewerbsvorteile zu verschaffen.

Technologische Innovationen

Technologische Durchbrüche sind oft ein Katalysator für Veränderungen in der Wettbewerbslandschaft.

Innovationen wie bessere Batterietechnologien, fort-schrittliche Sensoren oder KI-Algorithmen können den Markt neu ordnen, indem sie neue Anwendungen und Dienstleistungen ermöglichen oder bestehende Pro-dukte obsolet machen. Unternehmen, die in Forschung und Entwicklung investieren, sind oft besser positio-niert, um auf diese Veränderungen zu reagieren.

Mergers & Acquisitions (M&A)

Große Unternehmen versuchen oft, ihre Marktposition durch den Erwerb von kleineren Unternehmen oder Start-ups zu stärken, die spezialisierte Technologien oder einzigartige Fähigkeiten besitzen. Durch M&A können sie ihr Produktportfolio erweitern, neue Kun-densegmente erschließen oder einfach potenzielle Kon-kurrenten eliminieren.

Regulierung und Compliance

Änderungen in der gesetzlichen Landschaft, wie Daten-schutzbestimmungen oder gesundheitliche Zulassun-gen, können erhebliche Auswirkungen auf die Marktdy-namik haben. Unternehmen, die die Anforderungen nicht erfüllen, riskieren finanzielle Strafen oder den Ver-lust des Marktzugangs, während diejenigen, die proak-tiv auf Compliance achten, einen Wettbewerbsvorteil haben können.

Verbraucherverhalten

Die Präferenzen und Bedürfnisse der Verbraucher sind ein weiterer wichtiger Faktor. Trends wie der verstärkte Fokus auf Gesundheit und Wellness haben das

Wachstum von Wearables wie Fitness-Trackern und Smartwatches begünstigt. Die Nachfrage der Verbraucher formt daher aktiv die strategischen Entscheidungen der Unternehmen.

Globale Dynamik

Die Marktdynamik ist auch von globalen Faktoren wie Handelskriegen, geopolitischen Spannungen und wirtschaftlichen Bedingungen beeinflusst. Beispielsweise können Handelsbeschränkungen den Zugang zu wichtigen Komponenten erschweren oder die Kosten erhöhen.

Wettbewerbsstrategien

Unternehmen setzen verschiedene Strategien ein, um in diesem dynamischen Markt zu konkurrieren:

Differenzierung: Einzigartige Funktionen, Qualität oder Markenimage können ein starkes Unterscheidungsmerkmal sein.

Kostenvorteile: Durch Skaleneffekte oder effiziente Produktion können einige Unternehmen ihre Produkte zu niedrigeren Preisen anbieten.

Netzwerkeffekte: In Ökosystemen und Plattformen kann der Wert für die Nutzer mit der Anzahl der Teilnehmer steigen, was eine starke Bindung und einen Wettbewerbsvorteil schafft.

Zusammengefasst ist die Wettbewerbslandschaft in der Technologiebranche durch eine Mischung aus technologischen Fortschritten, Verbraucherverhalten, regulatorischen Bedingungen und globalen Einflüssen geprägt. Unternehmen müssen flexibel und anpassungsfähig sein, um erfolgreich zu sein, und ständig in Innovation, Kundenerfahrung und operative Effizienz investieren.

Technologische Grundlagen

Die technologischen Grundlagen im Bereich der Wearables, Ökosysteme und Plattformen sind vielfältig und stammen aus verschiedenen wissenschaftlichen und ingenieurtechnischen Disziplinen. Die Komplexität dieser Technologien erfordert ein tiefes Verständnis der zugrunde liegenden Mechanismen und ihrer Anwendungsmöglichkeiten.

Sensorik und Datenübertragung

Eines der wichtigsten technologischen Grundlagen für Wearables ist die Sensorik. Sensoren können eine Vielzahl von Informationen erfassen, von Bewegungsmustern über Herzfrequenz bis hin zu Umgebungsvariablen wie Temperatur und Licht. Neben der Sensorik ist auch die drahtlose Datenübertragung entscheidend. Bluetooth, Wi-Fi und spezielle Low-Power-Technologien sind dafür gängige Standards.

Energiespeicherung und -verwaltung

Die Begrenzungen in der Batterietechnologie stellen eine Herausforderung für Wearables dar, insbesondere wenn kontinuierliches Monitoring erforderlich ist. Fortschritte in der Energiespeicherung und im Energiemanagement sind daher zentral für die Weiterentwicklung von Wearables.

Datenverarbeitung und Künstliche Intelligenz

Moderne Wearables verfügen oft über Chipsätze, die eine gewisse lokale Datenverarbeitung ermöglichen, bevor die Daten an eine zentrale Plattform übertragen werden. Edge Computing und Machine Learning-Modelle werden zunehmend direkt auf den Geräten implementiert, um eine schnelle und effiziente Datenverarbeitung zu ermöglichen.

Cloud Computing und Datenanalyse

Ökosysteme und Plattformen stützen sich stark auf Cloud-Infrastrukturen, um große Mengen an Daten zu speichern und zu analysieren. Skalierbare und sichere Cloud-Lösungen sind entscheidend für die Leistungsfähigkeit und Zuverlässigkeit dieser Systeme.

Software-Architektur

Die Software-Architektur in Ökosystemen und Plattformen muss in der Lage sein, verschiedene Dienste und Anwendungen zu integrieren, sowohl von dem

Unternehmen selbst als auch von Drittanbietern. APIs (Application Programming Interfaces) und SDKs (Software Development Kits) sind wichtige Tools, die eine solche Integration erleichtern.

Sicherheit und Datenschutz

Aufgrund der sensiblen Natur der Daten, die durch Wearables und andere vernetzte Geräte gesammelt werden, sind Sicherheit und Datenschutz kritische Faktoren. Verschlüsselungstechnologien, sichere Authentifizierungsmechanismen und Datenschutzrichtlinien müssen streng implementiert werden.

Nutzerinteraktion und Interface Design

Die Gestaltung der Benutzeroberfläche und die Nutzererfahrung sind ebenfalls entscheidend. Die Geräte müssen nicht nur funktionell, sondern auch benutzerfreundlich und ansprechend im Design sein, um eine breite Akzeptanz zu finden.

Standards und Interoperabilität

Die Entwicklung von Branchenstandards kann die Interoperabilität zwischen verschiedenen Geräten und Plattformen fördern. Dies ist besonders wichtig, um Fragmentierung zu vermeiden und eine nahtlose Benutzererfahrung zu ermöglichen.

Insgesamt bilden diese technologischen Grundlagen die Basis für die Entwicklung und den Betrieb von

Wearables, Ökosystemen und Plattformen. Da diese Felder interdisziplinär sind, ist die Integration von Kenntnissen aus Elektrotechnik, Informatik, Materialwissenschaften, Datenwissenschaft und Design unerlässlich für den Erfolg in diesem schnelllebigen und wettbewerbsintensiven Markt.

Sensortechnologien im Detail

Sensortechnologien sind das Herzstück vieler moderner Geräte und Anwendungen, insbesondere im Bereich der Wearables. Sie sind entscheidend für die Erfassung von Daten, die dann zur Informationsverarbeitung, Analyse und schließlich zur Nutzerinteraktion verwendet werden. Es gibt eine Vielzahl unterschiedlicher Sensortypen, die jeweils für spezifische Anwendungen und Funktionen konzipiert sind.

Beschleunigungssensoren und Gyroskope

Beschleunigungssensoren messen die Änderung der Geschwindigkeit eines Objekts in Bezug auf die Zeit, während Gyroskope die Rotationsbewegung messen. Diese Sensoren sind häufig in Smartphones und Smartwatches zu finden und werden verwendet, um die Position und Orientierung des Geräts zu ermitteln. In Fitness-Trackern können sie dazu verwendet werden, Aktivitäten wie Laufen, Gehen oder Schlafen zu überwachen.

Herzfrequenzsensoren

Diese Sensoren verwenden optische Technologien wie Photoplethysmographie (PPG), um die Durchblutung durch die Haut zu messen. Änderungen im Blutvolumen können als Hinweis auf die Herzfrequenz verwendet werden. Diese Sensoren sind in vielen Gesundheits- und Fitness-Wearables wie Smartwatches und Fitnessbändern eingebaut.

Temperatursensoren

Diese Sensoren messen die Temperatur des Benutzers oder der Umgebung. Sie können in einer Reihe von medizinischen und Fitnessanwendungen nützlich sein, zum Beispiel, um Fieber zu erkennen oder die Bedingungen während eines Workouts zu überwachen.

GPS-Sensoren

Global Positioning System (GPS) Sensoren sind entscheidend für die Ortung und werden oft in Sport- und Outdoor-Wearables verwendet. Sie können dazu genutzt werden, Geschwindigkeit, Entfernung und Höhenänderungen während Aktivitäten wie Laufen, Radfahren oder Wandern zu verfolgen.

Hautleitfähigkeitssensoren

Diese Sensoren messen den elektrischen Widerstand der Haut und können als Indikatoren für Stress oder emotionale Zustände dienen. Sie werden manchmal in

Wearables verwendet, die sich auf mentales Wohlbefinden oder Stressmanagement konzentrieren.

Umweltsensoren

Hierzu gehören Sensoren, die die Qualität der Umgebungsluft, den UV-Index oder die Lautstärke messen. Diese können dazu beitragen, den Benutzer über potenzielle Gesundheitsrisiken in seiner Umgebung zu informieren.

Biosensoren

Diese hochspezialisierten Sensoren können biologische Marker wie Blutzucker, Laktat oder sogar DNA-Sequenzen erkennen. Sie sind meist in medizinischen Wearables zu finden und erfordern oft eine enge Zusammenarbeit mit Gesundheitsdienstleistern und regulatorischen Behörden.

Sicherheitsaspekte und Datenübertragung

Die meisten dieser Sensoren sind darauf angewiesen, ihre Daten sicher und effizient an eine zentrale Verarbeitungseinheit zu übertragen. Verschlüsselungs- und Authentifizierungsmechanismen sind daher entscheidend, um die Integrität und Vertraulichkeit der erfassten Daten zu gewährleisten.

Energieverbrauch

Da viele Wearables batteriebetrieben sind, ist der Energieverbrauch der Sensoren ein wichtiges Designkriterium. Fortschritte in der Low-Power-Elektronik haben es ermöglicht, immer leistungsfähigere Sensoren mit geringerem Energieverbrauch zu entwickeln.

Sensortechnologien sind also ein Schlüsselkomponente in der Wearable-Industrie und ermöglichen eine Vielzahl von Anwendungen, von Fitness- und Gesundheitsüberwachung bis hin zu Navigation und Umweltüberwachung. Ihre kontinuierliche Entwicklung wird wahrscheinlich zu noch präziseren, effizienteren und vielseitigeren Geräten führen, die in der Lage sind, eine breite Palette von menschlichen Aktivitäten und Zuständen zu überwachen und zu interpretieren.

Connectivity (Bluetooth, WLAN etc.)

Die Konnektivität ist ein entscheidender Aspekt von Wearables, IoT-Geräten und vielen anderen Formen moderner Technologie. Die Fähigkeit zur nahtlosen Datenübertragung zwischen Geräten und zentralen Plattformen ermöglicht zahlreiche Anwendungen, von einfacher Informationsübertragung bis hin zu komplexen Datenanalysen. Im Folgenden wird ein detaillierter Blick auf die Haupttechnologien geworfen, die diese Konnektivität ermöglichen: Bluetooth, WLAN (Wireless Local Area Network, allgemein bekannt als Wi-Fi) und einige andere spezialisierte Optionen.

Bluetooth

Bluetooth ist vielleicht die bekannteste Form der drahtlosen Kommunikation über kurze Distanzen zwischen Geräten. Es wird häufig für Aufgaben wie die Kopplung von Smartphones mit Kopfhörern oder die Verbindung eines Wearable-Geräts mit einem Smartphone verwendet.

Bluetooth Low Energy (BLE): Eine stromsparende Variante des klassischen Bluetooths, BLE wurde für Geräte entwickelt, die nur sporadisch kleine Mengen an Daten austauschen müssen. Es wird häufig in Fitness-Trackern, Gesundheitsmonitoren und anderen Wearables eingesetzt, bei denen die Energieeinsparung entscheidend ist.

Datenübertragungsraten: Bluetooth bietet in der Regel Datenraten von bis zu 2-3 Mbps, was für die Arten von Daten, die die meisten Wearables übertragen müssen, im Allgemeinen ausreichend ist.

Sicherheit: Bluetooth bietet mehrere Sicherheitsebenen, einschließlich der Gerätekopplung, die häufig eine Benutzerverifizierung erfordert, sowie der Verschlüsselung der übertragenen Daten.

WLAN (Wi-Fi)

Wi-Fi bietet eine Möglichkeit, Geräte über eine größere Reichweite als Bluetooth zu verbinden, normalerweise in einem Haus oder Büro, und bietet viel höhere

Datenübertragungsraten. Es eignet sich daher für Aktivitäten, bei denen die Übertragung einer großen Menge an Daten erforderlich ist.

Datenübertragungsraten: Wi-Fi kann Datenübertragungsraten von über 100 Mbps bieten, abhängig von der Version und Qualität der Verbindung.

Wi-Fi Direct: Dies ist ein Standard, der es Geräten ermöglicht, sich direkt ohne einen zentralen drahtlosen Router zu verbinden. Dies kann für bestimmte Arten von Wearables nützlich sein, die große Datensätze direkt an einen Computer oder ein anderes Gerät übertragen müssen.

Sicherheit: Wi-Fi-Netzwerke verlassen sich normalerweise auf komplexe Verschlüsselungsalgorithmen wie WPA3, um Daten zu sichern. Die Sicherheitsstufe ist jedoch stark von den Benutzereinstellungen abhängig, und ungesicherte öffentliche Wi-Fi-Netzwerke bergen Risiken.

Andere Konnektivitätsoptionen

NFC (Near Field Communication): Nützlich für sehr kurzreichweitige Interaktionen wie Zahlungen oder schnelle Datenübertragung. Die Datenübertragungsraten sind begrenzt und die Reichweite beträgt normalerweise weniger als 10 cm.

Zigbee und Z-Wave: Diese werden oft in Hausautomatisierungssystemen eingesetzt und bieten eine weitere

Option für drahtlose Konnektivität über kurze bis mittlere Reichweiten. Sie sind in Wearables weniger verbreitet, aber erwähnenswert, da sie Teil des breiteren vernetzten Ökosystems sein können.

Mobilfunk-Konnektivität: Einige Wearables verfügen über integrierte Mobilfunkverbindungen und nutzen Technologien wie 4G oder sogar 5G, um sich unabhängig von anderen Geräten mit dem Internet zu verbinden. Dies ist besonders nützlich für Wearables, die ohne Kopplung mit einem Smartphone funktionieren sollen.

Sicherheit und Verschlüsselung: Unabhängig von der verwendeten Technologie ist die sichere Datenübertragung ein Anliegen, und moderne Konnektivitätstechnologien bieten verschiedene Formen der Verschlüsselung und Authentifizierung zum Schutz der Daten.

Der Energieverbrauch ist ein entscheidendes Kriterium bei der Wahl der Konnektivitätstechnologie für Wearables und andere batteriebetriebene Geräte. Da diese Geräte oft über einen längeren Zeitraum ohne Aufladen laufen sollen, spielen Effizienz und Energieverbrauch eine große Rolle bei der Gestaltung und Funktionalität. Nachfolgend finden Sie eine detaillierte Betrachtung des Energieverbrauchs der verschiedenen Konnektivitätsoptionen:

Bluetooth und Bluetooth Low Energy (BLE)

Bluetooth: Die klassische Bluetooth-Technologie ist in der Regel energieeffizienter als Wi-Fi, verbraucht jedoch mehr Energie als BLE. Der Verbrauch kann variieren, abhängig von der Menge der übertragenen Daten und dem Abstand zwischen den Geräten.

Bluetooth Low Energy (BLE): BLE wurde speziell für Geräte mit geringem Energiebedarf entwickelt. Es ist äußerst energieeffizient, da es die meiste Zeit im "Schlafmodus" verbringt und nur dann aufwacht, wenn eine Kommunikation erforderlich ist. Für Wearables, die nur sporadisch kleine Datenmengen senden (wie Herzfrequenzmonitore oder Fitness-Tracker), ist BLE eine ausgezeichnete Wahl.

NFC (Near Field Communication)

NFC hat einen geringen Energieverbrauch, da es für sehr kurzreichweitige Anwendungen konzipiert ist. In der Regel wird NFC nur aktiviert, wenn eine Transaktion stattfindet, was den Energieverbrauch minimiert. Es ist jedoch aufgrund der extrem kurzen Reichweite und der geringen Datenübertragungsraten nicht für alle Anwendungen geeignet.

Zigbee und Z-Wave

Diese Technologien sind in der Regel energieeffizienter als klassisches Wi-Fi, da sie für Anwendungen mit geringem Datendurchsatz und geringer Reichweite optimiert sind. Sie sind jedoch in Wearables seltener anzutreffen und werden eher in Smart-Home-Umgebungen eingesetzt.

Mobilfunk-Konnektivität (4G, 5G)

Mobilfunkverbindungen wie 4G oder 5G verbrauchen in der Regel mehr Energie als andere drahtlose

Kommunikationstechnologien. Sie bieten jedoch den Vorteil einer weitreichenden Abdeckung und hohen Datenübertragungsraten. Einige moderne Wearables, die unabhängig von einem gekoppelten Smartphone funktionieren müssen, verwenden diese Technologie, allerdings mit dem Nachteil eines höheren Energieverbrauchs und der Notwendigkeit häufigerer Aufladungen.

Die Wahl der richtigen Konnektivitätstechnologie hängt von vielen Faktoren ab, einschließlich der spezifischen Anforderungen an Reichweite, Datenübertragungsgeschwindigkeit und natürlich Energieeffizienz. Dabei ist es wichtig, ein Gleichgewicht zwischen Leistung und Energieverbrauch zu finden, um die Benutzererfahrung und die Funktionalität des Wearables zu optimieren.

Software-Ökosysteme und Apps

Software-Ökosysteme und Apps spielen eine entscheidende Rolle in der Funktionalität und Benutzererfahrung von Wearables. Sie dienen nicht nur als Schnittstelle zwischen dem Gerät und dem Benutzer, sondern ermöglichen auch die Integration mit anderen Diensten, Geräten und Datenquellen. Diese Verknüpfung schafft ein vernetztes Ökosystem, das weit mehr Funktionalität bietet als das Wearable selbst. Im Folgenden ein Einblick in die Bedeutung dieser Aspekte:

Software-Ökosysteme

Das Software-Ökosystem umfasst das Betriebssystem des Wearables, SDKs (Software Development Kits), APIs

(Application Programming Interfaces), Cloud-Dienste und integrierte Anwendungen. Diese Elemente arbeiten zusammen, um ein kohärentes und leistungsfähiges System zu schaffen.

Betriebssysteme: Android Wear, watchOS und Tizen sind Beispiele für Betriebssysteme, die speziell für Wearables entwickelt wurden. Diese Betriebssysteme bieten eine Grundlage, auf der Entwickler Apps erstellen können.

SDKs und APIs: Diese Tools ermöglichen es Entwicklern, spezialisierte Anwendungen für ein bestimmtes Wearable oder Ökosystem zu erstellen. Sie stellen vorgefertigte Funktionen und Schnittstellen zur Verfügung, um die Entwicklung zu beschleunigen und zu vereinfachen.

Cloud-Dienste: Diese ermöglichen die Speicherung und Analyse von Daten in der Cloud. So können Wearables beispielsweise Gesundheitsdaten sammeln, die dann für weitergehende Analysen an eine Cloud übermittelt werden.

Integration mit anderen Diensten und Geräten: Die Fähigkeit, sich mit Smartphones, Computern, Smart-Home-Geräten und sogar medizinischen Einrichtungen zu verbinden, erweitert die Anwendungsfälle und den Wert des Wearables erheblich.

Apps und Anwendungen

Apps auf dem Wearable selbst oder auf einem gekoppelten Gerät dienen als Benutzeroberfläche und ermöglichen die Interaktion mit den gesammelten Daten.

Native Apps: Dies sind speziell für das Wearable entwickelte Anwendungen, die direkt auf dem Gerät laufen. Sie können spezialisierte Funktionen bieten, die die Hardware des Wearables optimal nutzen.

Companion Apps: Diese Apps laufen auf einem Smartphone oder Computer und dienen zur Verwaltung und Interpretation der Daten, die das Wearable sammelt. Sie bieten oft eine tiefere Analyse und Visualisierung als die auf dem Wearable selbst laufenden Apps.

Third-Party Apps: Diese erweitern die Funktionen des Wearables durch Zugriff auf externe Dienste, wie Wetterdienste, Nachrichten-Feeds oder Gesundheitsportale.

App Stores und Marktplätze: Diese bieten eine Plattform für Entwickler, um ihre Apps zu vertreiben, und für Benutzer, um neue Funktionen und Dienste zu entdecken.

Sicherheit und Datenschutz

Da Wearables und ihre Ökosysteme oft persönliche und sensible Daten sammeln, sind Sicherheit und Datenschutz von entscheidender Bedeutung. Verschlüsselung, sichere Datenübertragung und strenge

Datenschutzrichtlinien sind unerlässlich, um die Vertraulichkeit und Integrität der Benutzerdaten zu gewährleisten.

Software-Ökosysteme und Apps sind unerlässlich für den Erfolg von Wearables. Sie schaffen die Infrastruktur, die eine breite Palette von Anwendungen ermöglicht, von Fitness-Tracking und Gesundheitsüberwachung bis hin zu Navigation und Benachrichtigungen. Die richtige Kombination von Hardware, Software und Konnektivität kann ein mächtiges, benutzerfreundliches und vielseitiges Wearable-Gerät schaffen.

Gesundheitsparameter und Datenerfassung

Die Erfassung von Gesundheitsparametern durch Wearables hat in den letzten Jahren eine Revolution in der persönlichen Gesundheitsüberwachung eingeleitet. Die Geräte bieten jetzt eine Vielzahl von Funktionen, die weit über die einfache Schrittzählung oder Herzfrequenzmessung hinausgehen. Die Daten, die durch diese Wearables erfasst werden, können nicht nur zur Optimierung des persönlichen Wohlbefindens genutzt werden, sondern auch zur Früherkennung von Krankheiten und zur Verbesserung der medizinischen Forschung beitragen. Im Folgenden eine detaillierte Übersicht über verschiedene Aspekte der Gesundheitsparameter und Datenerfassung durch Wearables.

Verschiedene Arten von Gesundheitsparametern

Herzfrequenz und Herzratenvariabilität: Einige der grundlegendsten Metriken, die Wearables erfassen, sind die Herzfrequenz und die Herzratenvariabilität (HRV). Diese Daten können Aufschluss über das kardiovaskuläre System und den Stresslevel geben.

Schlafüberwachung: Durch die Analyse von Bewegungsdaten und Herzfrequenz können Wearables verschiedene Schlafphasen identifizieren und so die Schlafqualität bewerten.

Sauerstoffsättigung (SpO2): Moderne Wearables können den Sauerstoffgehalt im Blut messen, was in bestimmten gesundheitlichen Zuständen wie COVID-19 oder Schlafapnoe relevant sein kann.

Blutdruck: Obwohl weniger häufig, beginnen einige Wearables, den Blutdruck zu überwachen, was für Personen mit Hypertonie von Vorteil sein könnte.

Aktivitätsüberwachung: Dies umfasst Schritte, zurückgelegte Entfernungen, verbrannte Kalorien und andere körperliche Aktivitäten. Diese Daten können nützlich sein, um einen gesunden Lebensstil zu fördern.

Hauttemperatur und Schweißanalyse: Einige fortschrittliche Geräte können sogar Hauttemperatur und Schweiß analysieren, um Aussagen über den Hydratationsstatus und andere physiologische Zustände zu treffen.

Datenerfassung und -analyse

Echtzeitüberwachung: Wearables erfassen Daten in Echtzeit und können Benutzer unmittelbar auf potenzielle Gesundheitsprobleme hinweisen.

Langzeitüberwachung: Die Speicherung von Daten über längere Zeiträume ermöglicht die Analyse von Trends und Mustern, was zur Früherkennung von Krankheiten oder zur Verbesserung des persönlichen Wohlbefindens beitragen kann.

Interoperabilität: In einem idealen Szenario können die gesammelten Daten mit anderen Gesundheitsdatensystemen, wie elektronischen Gesundheitsakten oder spezialisierten medizinischen Geräten, integriert werden.

Cloud-Speicherung und -Analyse: Die meisten Wearables sind mit einer Cloud verbunden, in der die gesammelten Daten gespeichert und analysiert werden können. Dies ermöglicht auch eine einfache Freigabe mit medizinischen Fachleuten.

Datenschutz und ethische Überlegungen

Die Erfassung von Gesundheitsdaten wirft ernsthafte Fragen zum Datenschutz und zur Ethik auf. Es ist wichtig, dass diese Daten sicher gespeichert und übertragen werden und dass der Benutzer die volle Kontrolle über seine eigenen Daten hat.

Wearables bieten ein immenses Potenzial für die Erfassung und Analyse von Gesundheitsdaten. Sie können sowohl dem Einzelnen als auch dem Gesundheitssystem als Ganzes zugutekommen, indem sie eine kontinuierliche, nicht-invasive Überwachung ermöglichen, die die Früherkennung von Krankheiten und eine allgemeine Gesundheitsförderung unterstützt. Allerdings sind mit der massiven Erfassung von Gesundheitsdaten auch erhebliche Verantwortlichkeiten und Risiken verbunden, insbesondere im Hinblick auf Datenschutz und Datensicherheit.

Physiologische Marker

Physiologische Marker sind Indikatoren für bestimmte biologische oder physiologische Zustände und Prozesse im Körper. Diese Marker können entweder direkt gemessen oder durch bestimmte Tests und Analysen ermittelt werden. Sie sind unerlässlich für das Verständnis der Funktionsweise des Körpers, die Diagnose von Krankheiten und die Überwachung der Gesundheit. Im Kontext von Wearables und anderen biometrischen Erfassungstechnologien spielen physiologische Marker eine zunehmend wichtige Rolle. Im Folgenden eine tiefergehende Betrachtung der verschiedenen Arten von physiologischen Markern und ihrer Bedeutung:

Häufig gemessene physiologische Marker

Herzfrequenz: Vielleicht einer der am häufigsten gemessenen physiologischen Marker. Er ist entscheidend für die Beurteilung der Herzgesundheit und kann in vielen Kontexten, von Fitness bis zur Krankheitsüberwachung, nützlich sein.

Blutdruck: Ein wichtiger Marker für kardiovaskuläre Gesundheit, dessen kontinuierliche Überwachung vor allem bei Menschen mit Hypertonie oder Herz-Kreislauf-Erkrankungen wichtig ist.

Atemfrequenz: Die Anzahl der Atemzüge pro Minute kann wichtige Informationen über die Atemgesundheit und das Vorhandensein bestimmter Zustände wie Asthma oder chronisch obstruktive Lungenerkrankung (COPD) liefern.

Blutzuckerspiegel: Insbesondere für Diabetiker ist die kontinuierliche Überwachung des Blutzuckerspiegels entscheidend.

Sauerstoffsättigung (SpO2): Der Sauerstoffgehalt im Blut ist ein wichtiger Indikator für die Lungenfunktion und kann bei der Überwachung von Zuständen wie COPD oder COVID-19 nützlich sein.

Hautleitfähigkeit: Manchmal als Indikator für Stress oder emotionale Zustände verwendet, da sie mit dem Schwitzen variiert.

Spezialisierte Marker

Cortisolspiegel: Dieses Stresshormon kann durch spezialisierte Tests gemessen werden und bietet Einblicke in den Stresszustand des Körpers.

Elektrokardiogramm (EKG): Einige fortschrittliche Wearables können ein EKG aufzeichnen, das zur Erkennung von Arrhythmien und anderen Herzproblemen verwendet werden kann.

Laktatschwelle: Für Sportler kann die Bestimmung der Laktatschwelle durch Bluttests oder indirekte Methoden wichtige Informationen für das Training bieten.

Kontinuierliche Überwachung vs. punktuelle Messung

Ein großer Vorteil von Wearables besteht in der Möglichkeit der kontinuierlichen Datenerfassung. Im Gegensatz zu punktuellen Messungen, die in einer klinischen Umgebung durchgeführt werden, können Wearables langfristige Trends und kurzfristige Veränderungen erfassen, die für die präzise Diagnose und Überwachung von Gesundheitszuständen nützlich sein können.

Datenschutz und ethische Überlegungen

Wie bei allen Gesundheitsdaten ist der Datenschutz ein zentrales Anliegen. Die gesammelten Daten müssen sicher gespeichert und übertragen werden, und es sollte klare Richtlinien für den Zugriff und die Nutzung dieser Daten geben.

Physiologische Marker bieten eine Fülle von Informationen, die für das persönliche Wohlbefinden, die präventive Gesundheitspflege und die medizinische Diagnose und Behandlung entscheidend sein können. Wearables und andere Technologien zur Datenerfassung bieten immer ausgefeiltere Methoden zur Messung dieser Marker, was die Tür zu personalisierterer Medizin und besseren Gesundheitsergebnissen öffnet.

Psychologische und Verhaltensdaten

Psychologische und Verhaltensdaten sind Indikatoren, die sich nicht direkt auf die physische Verfassung eines Individuums beziehen, sondern auf dessen mentale und emotionale Zustände sowie auf bestimmte Verhaltensmuster. Die Erfassung und Analyse dieser Daten kann entscheidend sein, um ein umfassendes Bild der Gesundheit einer Person zu erhalten. In den letzten Jahren haben sich Wearables und andere Technologien als nützliche Instrumente für die Erfassung solcher Daten herausgestellt.

Arten von psychologischen und Verhaltensdaten

Stress-Level: Durch die Analyse von Daten wie Herzratenvariabilität, Hautleitfähigkeit und Atemfrequenz können Wearables Stresslevel schätzen.

Emotionale Zustände: Einige fortschrittliche Technologien experimentieren mit der Erkennung von Emotionen durch Analyse von Gesichtsausdrücken, Sprachmustern oder Texteingaben.

Aktivitätsniveau und Mobilität: Daten zu den täglichen Aktivitäten einer Person können wertvolle Einblicke in deren psychische Gesundheit geben. Eine verringerte Mobilität kann beispielsweise ein Anzeichen für Depressionen sein.

Schlafqualität: Schlaf hat einen erheblichen Einfluss auf die psychische Gesundheit. Durch die Überwachung von Schlafmustern können Anomalien identifiziert werden, die auf Probleme wie Schlaflosigkeit oder Angstzustände hinweisen können.

Interaktion und soziale Vernetzung: Obwohl schwieriger zu messen, bieten einige Apps die Möglichkeit, soziale Interaktionen und Stimmungen durch Selbstberichte zu überwachen, um ein besseres Bild der psychischen Gesundheit zu erhalten.

Methoden der Datenerfassung

Selbstberichtete Umfragen und Fragebögen: Viele Anwendungen integrieren Fragebögen, die von anerkannten psychologischen Tests abgeleitet sind, um den emotionalen Zustand des Benutzers zu bewerten.

Maschinelles Lernen und KI: Fortgeschrittene Algorithmen können komplexe Muster in den gesammelten Daten erkennen, um detaillierte Einblicke in die psychologischen und Verhaltenszustände des Benutzers zu gewinnen.

Integration von Datenquellen: Die effektivste Analyse erfolgt oft durch die Integration verschiedener Arten von physiologischen, psychologischen und Verhaltensdaten.

Datenschutz und ethische Bedenken

Auch hier gilt, dass der Datenschutz von größter Bedeutung ist, insbesondere da psychologische und Verhaltensdaten oft als besonders sensibel angesehen werden. Benutzer müssen die Kontrolle über ihre Daten haben, und die Daten müssen sicher und vertraulich behandelt werden.

Die Sammlung von psychologischen und Verhaltensdaten durch Wearables und ähnliche Technologien bietet eine aufregende Gelegenheit, die menschliche Gesundheit aus einer ganzheitlichen Perspektive zu verstehen. Durch die Kombination dieser Daten mit physiologischen Markern können komplexe Zusammenhänge zwischen Körper und Geist erforscht werden. Diese Entwicklungen könnten die Art und Weise, wie wir Gesundheit messen und behandeln, revolutionieren, bergen jedoch auch erhebliche ethische und datenschutzrechtliche Herausforderungen.

Kombination von Datenquellen

Die Kombination von Datenquellen ist ein entscheidender Schritt, um ein vollständigeres und genaueres Bild der Gesundheit eines Individuums zu erhalten. Dabei wird Information aus verschiedenen Quellen zusammengeführt, analysiert und interpretiert. Diese integrierte Analyse kann eine Reihe von Vorteilen bieten, von der Verbesserung der Diagnosegenauigkeit bis hin zur Personalisierung von Behandlungsplänen.

Arten von Datenquellen

Physiologische Daten: Hierbei handelt es sich um Messungen der körperlichen Gesundheit, etwa Herzfrequenz, Blutdruck und Blutzucker.

Psychologische und Verhaltensdaten: Diese Kategorie umfasst emotionalen Zustand, Stresslevel, Schlafqualität und andere nicht-physische Aspekte der Gesundheit.

Medizinische Aufzeichnungen: Daten wie Krankengeschichte, Medikationspläne und Ergebnisse von klinischen Tests sind auch wichtig.

Umweltdaten: Faktoren wie Luftqualität, Temperatur und sogar soziale Interaktion können ebenfalls relevant sein.

Genetische Informationen: Bei einigen Krankheiten oder Zuständen können genetische Daten zur Risikobewertung und Behandlungsplanung beitragen.

Methoden der Datenintegration

Datenaggregation: Hier werden alle gesammelten Daten in einer zentralen Datenbank oder Plattform zusammengeführt.

Maschinelles Lernen und KI: Algorithmen können entwickelt werden, um Muster oder Zusammenhänge zwischen verschiedenen Arten von Daten zu erkennen.

Interoperabilität: Die Fähigkeit verschiedener Systeme und Technologien, miteinander zu interagieren und Daten auszutauschen, ist entscheidend für die effektive Datenintegration.

Expertenbewertung: In vielen Fällen ist die menschliche Interpretation entscheidend, um den Kontext und die Bedeutung der Daten zu verstehen.

Vorteile der Datenkombination

Erweiterte Diagnostik: Die Analyse kombinierter Daten kann dazu führen, dass Bedingungen früher oder genauer diagnostiziert werden.

Personalisierte Medizin: Mit mehr und genaueren Daten können individuell zugeschnittene Behandlungspläne erstellt werden.

Proaktive Gesundheitsüberwachung: Die Möglichkeit, Gesundheitsrisiken früher zu erkennen, kann präventive Maßnahmen erleichtern.

Herausforderungen und Bedenken

Datenschutz: Die Zusammenführung von Daten erhöht das Risiko von Datenschutzverletzungen.

Qualität der Daten: Ungenaue oder fehlerhafte Daten können zu falschen Schlussfolgerungen oder Empfehlungen führen.

Ethische Bedenken: Besonders sensible Daten, wie genetische Informationen, werfen ethische Fragen auf, etwa im Hinblick auf Diskriminierung und Stigmatisierung.

Die Kombination von Datenquellen steht an der Spitze der modernen Gesundheitstechnologie und hat das Potenzial, die Art und Weise, wie Gesundheit verstanden und behandelt wird, grundlegend zu verändern. Sie ermöglicht ein ganzheitliches Verständnis des Individuums, erfordert jedoch sorgfältige Handhabung, um die Integrität, Sicherheit und Privatsphäre der gesammelten Informationen zu gewährleisten.

Anwendungsbereiche

Die Anwendungsbereiche für die Kombination von Datenquellen im Kontext der Gesundheit sind vielfältig und reichen von der Verbesserung der Patientenversorgung bis hin zu forschungsbasierten Erkenntnissen. Hier sind einige der prominentesten Anwendungsfelder:

Diagnose und Behandlungsplanung

Durch die Integration verschiedener Arten von Gesundheitsdaten können Ärzte und andere Gesundheitsdienstleister genauere Diagnosen stellen und wirksamere Behandlungspläne entwickeln. Dies ist besonders wichtig für komplexe oder chronische Erkrankungen, bei denen mehrere Faktoren eine Rolle spielen können.

Präventive Gesundheitsversorgung

Die Überwachung von gesundheitsrelevanten Daten kann dazu beitragen, Risikofaktoren frühzeitig zu erkennen. Das ermöglicht es den Menschen, proaktiv Maßnahmen zu ergreifen, um Krankheiten oder gesundheitliche Probleme zu vermeiden, bevor sie schwerwiegender werden.

Telemedizin

Die Ferndiagnose und -behandlung gewinnen zunehmend an Bedeutung, besonders in ländlichen Gebieten oder für Menschen mit eingeschränkter Mobilität. In der Telemedizin ist die Kombination von Datenquellen entscheidend, um eine vollständige Patientenakte zu erstellen und qualitativ hochwertige medizinische Versorgung sicherzustellen.

Forschung und klinische Studien

Die Integration von Datenquellen kann Forschern helfen, Muster und Zusammenhänge zu erkennen, die in isolierten Datenbeständen nicht ersichtlich wären. Das kann zur Entwicklung neuer Behandlungsstrategien, Medikamente und Therapieansätze führen.

Gesundheitsüberwachung in Echtzeit

Mit der Hilfe von Wearables und anderen IoT-Geräten kann die Gesundheit in Echtzeit überwacht werden. Diese Daten können dann mit medizinischen Aufzeichnungen und anderen Datenquellen kombiniert werden, um ein umfassendes Gesundheitsprofil zu erstellen.

Öffentliche Gesundheit und Epidemiologie

Auf Makroebene können gesammelte Gesundheitsdaten dazu beitragen, den Ausbruch von Krankheiten zu verfolgen, die Wirksamkeit von Impfprogrammen zu bewerten und andere öffentliche Gesundheitsinitiativen zu steuern.

Personalisierte Medizin

Die Kombination von genetischen, umweltbedingten und lebensstilbedingten Daten kann zu einer personalisierten Medizin führen, bei der Behandlungspläne auf die individuellen Bedürfnisse und Risikoprofile der Patienten zugeschnitten sind.

Betriebliche Gesundheitsprogramme

Unternehmen können die Gesundheit ihrer Mitarbeiter überwachen und Programme zur Verbesserung des Wohlbefindens entwickeln, basierend auf einer Kombination von Gesundheitsdaten, einschließlich physiologischer und psychologischer Marker.

Ethische und datenschutzrechtliche Herausforderungen

Es ist wichtig zu betonen, dass die Kombination von Datenquellen auch ethische und datenschutzrechtliche Bedenken aufwirft. Insbesondere ist der sorgfältige Umgang mit sensiblen Gesundheitsinformationen erforderlich, um die Privatsphäre der Individuen zu schützen.

Zusammenfassend bietet die Kombination von Datenquellen in der Gesundheitsbranche immense Möglichkeiten zur Verbesserung der Diagnose, Behandlung und Überwachung von Gesundheitszuständen. Es erfordert jedoch eine sorgfältige Handhabung und ethische Überlegungen, insbesondere in Bezug auf Datenschutz und Informationssicherheit.

Wearables in der Prävention

Wearables spielen eine immer wichtigere Rolle in der Prävention von Krankheiten und der Förderung eines gesunden Lebensstils. Durch kontinuierliche Überwachung und Datenanalyse können diese Geräte dazu beitragen, gesundheitliche Risiken frühzeitig zu erkennen und präventive Maßnahmen zu ergreifen.

Überwachung von Vitalparametern

Eines der Hauptmerkmale von Wearables ist die Fähigkeit, Vitalparameter wie Herzfrequenz, Blutsauerstoffgehalt, und Schlafmuster zu überwachen. Diese Daten können nicht nur eine Momentaufnahme der aktuellen

Gesundheit bieten, sondern auch Trends und Muster aufzeigen, die auf ein erhöhtes Risiko für bestimmte Krankheiten hinweisen könnten, wie Herz-Kreislauf-Erkrankungen oder Schlafstörungen.

Ernährung und Bewegung

Wearables können auch dazu verwendet werden, die körperliche Aktivität und sogar die Nahrungsaufnahme zu überwachen. Sie können Menschen dabei helfen, ein gesundes Gewicht zu halten, was wiederum das Risiko für zahlreiche Krankheiten senkt. Sie bieten auch Funktionen wie Schrittzähler, Kalorienverbrauchsschätzung und Aktivitätserinnerungen, um ein aktives Leben zu fördern.

Verhaltensänderung

Die meisten Wearables sind mit einer App gekoppelt, die Benutzer dazu anhält, gesundheitsfördernde Verhaltensweisen anzunehmen. Diese Apps nutzen oft Techniken aus der Verhaltenspsychologie, wie Belohnungssysteme oder soziale Anreize, um die Benutzer zur Einhaltung ihrer Gesundheitsziele zu motivieren.

Stressmanagement

Einige fortschrittliche Wearables können Stressindikatoren wie Cortisolspiegel im Schweiß oder Herzratenvariabilität messen. Diese Daten können dem Benutzer helfen, Stress besser zu bewältigen, indem sie beispielsweise Atemübungen oder Meditationstechniken empfehlen.

Früherkennung von Krankheiten

Einige der neuesten Wearables sind sogar in der Lage, Anzeichen von Krankheiten wie Diabetes, Atemwegserkrankungen und Herzproblemen zu erkennen. Durch frühzeitige Erkennung und Intervention kann die Behandlung effektiver und kostengünstiger sein.

Datensicherheit und Ethik

Es ist wichtig zu beachten, dass die Sammlung von Gesundheitsdaten durch Wearables auch Fragen der Datensicherheit und des Datenschutzes aufwirft. Benutzer müssen sich der Risiken bewusst sein und darauf achten, wie ihre Daten gespeichert und verwendet werden.

Integration mit dem Gesundheitssystem

In einigen Fällen können die von Wearables gesammelten Daten direkt an Ärzte oder Gesundheitsdienstleister gesendet werden, was eine bessere und zeitnahe medizinische Versorgung ermöglicht.

Insgesamt bieten Wearables eine leistungsfähige Plattform für die Prävention von Krankheiten und die Förderung eines gesunden Lebensstils. Durch die Kombination von kontinuierlicher Überwachung, datengesteuerten Einblicken und benutzerfreundlichen Apps haben sie das Potenzial, die Art und Weise, wie wir über

Gesundheit und Prävention denken, grundlegend zu verändern. Sie stellen jedoch auch Herausforderungen in Bezug auf Datensicherheit und Ethik dar, die sorgfältig angegangen werden müssen.

Krankheitsmanagement

Wearables und andere Technologien haben das Krankheitsmanagement revolutioniert, indem sie eine kontinuierliche, datengesteuerte und personalisierte Herangehensweise ermöglichen. Im Folgenden skizziere ich, wie Wearables in verschiedenen Aspekten des Krankheitsmanagements eingesetzt werden können.

Überwachung chronischer Erkrankungen

Für Patienten mit chronischen Erkrankungen wie Diabetes, Herz-Kreislauf-Erkrankungen oder Atemwegserkrankungen bieten Wearables die Möglichkeit, wichtige Gesundheitsparameter kontinuierlich zu überwachen. Beispielsweise können kontinuierliche Glukosemessgeräte den Blutzuckerspiegel in Echtzeit verfolgen, und spezialisierte Wearables können den Blutdruck oder die Herzfrequenz überwachen. Diese kontinuierlichen Daten können Ärzten helfen, den Behandlungsplan anzupassen und auf spezifische Probleme rechtzeitig zu reagieren.

Medikamentenmanagement

Einige Wearables können auch bei der Medikamenten-
verwaltung helfen. Sie können Erinnerungen zur Medi-
kamenteneinnahme senden und sogar die Einhaltung
des Medikamentenplans überwachen. Das ist besonders
wichtig für Menschen mit komplexen Medikationsan-
forderungen.

Postoperative Überwachung

Nach chirurgischen Eingriffen kann die kontinuierliche
Überwachung durch Wearables dazu beitragen, potenzielle Komplikationen wie Infektionen oder postopera-
tive Blutungen frühzeitig zu erkennen. Einige dieser Geräte sind in der Lage, Temperatur, Puls und andere
wichtige Vitalzeichen zu überwachen, die für die posto-
perative Pflege entscheidend sind.

Psychische Gesundheit

Wearables können auch im Bereich der psychischen Gesundheit nützlich sein. Durch die Überwachung von
Stressindikatoren oder Schlafmustern können sie Hinweise auf psychische Zustände wie Angst oder Depres-
sion liefern. Einige Wearables bieten auch Funktionen
zur Stressbewältigung, wie Atemübungen oder Medita-
tion.

Einbindung in die Gesundheitsversorgung

Die Integration von Wearables in das Gesundheitssystem kann das Krankheitsmanagement wesentlich effizienter gestalten. Ärzte können auf die gesammelten Daten zugreifen und diese in den Gesamtbehandlungsplan einbeziehen. Dies fördert eine engere Arzt-Patienten-Beziehung und ermöglicht es dem Arzt, eine umfassendere Betreuung anzubieten.

Datenanalyse und Trends

Die aus den Wearables gesammelten Daten können analysiert werden, um langfristige Trends zu erkennen. Dies kann dem Arzt und dem Patienten wertvolle Einblicke in den Verlauf einer Krankheit geben und dazu beitragen, den Behandlungsplan entsprechend anzupassen.

Ethik und Datenschutz

Es ist wichtig, die ethischen und datenschutzrechtlichen Herausforderungen im Kontext des Krankheitsmanagements durch Wearables anzusprechen. Sensible Gesundheitsdaten müssen sicher gespeichert und übermittelt werden, und Patienten müssen über die Verwendung ihrer Daten aufgeklärt werden.

Wearables haben das Potenzial, das Krankheitsmanagement auf transformative Weise zu verändern. Durch die kontinuierliche Überwachung, die Einbeziehung in den Behandlungsprozess und die Datenanalyse können sie zur Verbesserung der Patientenversorgung beitragen. Wie bei jeder Technologie sind jedoch auch ethische und datenschutzrechtliche Bedenken zu berücksichtigen.

Notfallmedizin und Früherkennung

In der Notfallmedizin und bei der Früherkennung von Krankheiten haben Wearables und ähnliche Technologien erhebliches Potenzial, Leben zu retten und die Gesundheitsversorgung zu verbessern. Ihre Rolle kann in verschiedenen Kontexten unterschiedlich sein, aber die allgemeine Ausrichtung liegt in der kontinuierlichen Überwachung und der schnellen Reaktion auf gesundheitliche Notfälle.

Früherkennung durch kontinuierliche Überwachung

Durch kontinuierliche Überwachung von Vitalparametern wie Herzfrequenz, Blutsauerstoff und Hauttemperatur können Wearables mögliche gesundheitliche Probleme frühzeitig erkennen. Ein plötzlicher Anstieg der Herzfrequenz oder ein plötzlicher Abfall des Blutsauerstoffgehalts kann ein Zeichen für einen gesundheitlichen Notfall sein und könnte das Tragen des Geräts oder das medizinische Personal alarmieren.

Schnelle Benachrichtigung und Datenübermittlung

Im Notfall können Sekunden zählen. Wearables sind oft mit einem System ausgestattet, das es ermöglicht, automatische Benachrichtigungen an vordefinierte Kontakte oder medizinische Notdienste zu senden. Darüber hinaus können sie wichtige medizinische Daten in Echtzeit an medizinisches Personal übertragen, was eine fundiertere Entscheidungsfindung ermöglicht.

Anwendungen bei bestimmten Erkrankungen

Bei bestimmten Erkrankungen wie Herzkrankheiten, Diabetes oder Anfallsleiden können Wearables speziell angepasst werden, um Symptome zu überwachen und Frühwarnungen zu geben. Zum Beispiel können sie bei Herzpatienten Arrhythmien erkennen und sofort ein Signal an ein verbundenes Gerät senden, um Notfallmaßnahmen einzuleiten.

Triage und Vor-Ort-Diagnose

Einige Wearables sind mit fortschrittlichen Diagnosefunktionen ausgestattet, die Ärzten oder Sanitätern eine erste Einschätzung des Zustands des Patienten ermöglichen können. Dies ist besonders nützlich in einer Notfallsituation, in der die Zeit für eine Diagnose begrenzt sein könnte.

Integration in bestehende Notfallprotokolle

Die effektive Integration von Wearables in bestehende Notfallprotokolle ist entscheidend. Ein nahtloser Informationsfluss zwischen dem Gerät, dem Patienten und den medizinischen Fachkräften kann dazu beitragen, die Effizienz der Notfallversorgung zu verbessern.

Ethische und datenschutzrechtliche Bedenken

Wie bei anderen Anwendungen von Gesundheitstechnologien gibt es auch hier ethische und datenschutzrechtliche Herausforderungen. Die Art und Weise, wie sensible Gesundheitsdaten gespeichert und übermittelt werden, muss strengen Standards für Datenschutz und Sicherheit entsprechen.

Forschung und Weiterentwicklung

Da die Technologie hinter Wearables immer fortschrittlicher wird, ist es wichtig, weitere Forschung in diesem Bereich zu betreiben. Dies wird dazu beitragen, die Genauigkeit und Zuverlässigkeit der Geräte weiter zu verbessern, was insbesondere in der Notfallmedizin von entscheidender Bedeutung ist.

Insgesamt haben Wearables das Potenzial, die Landschaft der Notfallmedizin und der Früherkennung erheblich zu verändern. Durch ihre Fähigkeit zur kontinuierlichen Überwachung, Frühwarnung und schnellen Datenübermittlung können sie dazu beitragen, die Reaktionszeiten zu verkürzen und bessere Ergebnisse in Notfallsituationen zu erzielen. Wie bei jeder medizinischen Technologie müssen jedoch auch hier ethische und datenschutzrechtliche Fragen sorgfältig berücksichtigt werden.

Spezialanwendungen (Schwangerschaft, Kinder, Haustiere)

Wearables finden nicht nur in der allgemeinen Gesundheitsüberwachung und im Krankheitsmanagement Anwendung, sondern auch in speziellen Kontexten wie der Schwangerschaftsüberwachung, der Kinderbetreuung und der Tiergesundheit. In jedem dieser Bereiche bieten sie einzigartige Vorteile, während sie gleichzeitig auf besondere Herausforderungen und Bedürfnisse eingehen.

Schwangerschaft

In der Schwangerschaft können Wearables zur Überwachung verschiedener Vitalparameter der Mutter und des Ungeborenen eingesetzt werden. Dazu gehören die Herzfrequenz der Mutter, ihr Blutdruck sowie die Bewegungen und der Herzschlag des Fötus. Manche Geräte ermöglichen es sogar, Kontraktionen zu überwachen. Diese Informationen können Ärzten helfen, mögliche Komplikationen frühzeitig zu erkennen und entsprechende Maßnahmen zu ergreifen. Es gibt jedoch ethische Überlegungen in Bezug auf Datenschutz und die Interpretation der Daten, die sehr sensibel sind und professionell gehandhabt werden müssen.

Kinder

Für Kinder sind Wearables besonders nützlich, um den Aufenthaltsort und die körperliche Aktivität zu überwachen. Einige Geräte sind mit GPS ausgestattet und ermöglichen es den Eltern, den Aufenthaltsort ihrer Kinder in Echtzeit zu verfolgen. Andere können Gesundheitsparameter wie Herzfrequenz und Schlafmuster überwachen, was besonders bei Kindern mit gesundheitlichen Problemen hilfreich sein kann. Es gibt auch spezielle Anwendungen für Neugeborene, die beispielsweise die Atemfrequenz und die Sauerstoffsättigung überwachen können.

Haustiere

Auch im Bereich der Tiergesundheit gibt es spezialisierte Wearables. Diese können eine Reihe von Funktionen erfüllen, von der Standortverfolgung bis zur Überwachung von Vitalparametern wie Herzfrequenz und Aktivitätslevel. Einige Geräte können sogar das Verhalten von Haustieren analysieren und Hinweise auf gesundheitliche Probleme wie Stress oder Krankheit liefern. Diese Daten können Tierärzten wertvolle Informationen für Diagnose und Behandlung bieten.

In allen diesen spezialisierten Anwendungen sind sowohl ethische als auch praktische Überlegungen zu berücksichtigen. Beispielsweise muss der Datenschutz in allen Fällen streng beachtet werden, insbesondere wenn es um sensible Informationen wie den Aufenthaltsort von Kindern oder medizinische Daten geht. Zudem ist die Benutzerfreundlichkeit ein wichtiges Kriterium, insbesondere für Wearables, die von Kindern oder älteren Menschen verwendet werden.

Innovation und Weiterentwicklung

Da die Technologie hinter Wearables fortgeschritten ist, werden immer mehr spezialisierte Anwendungen entwickelt, die spezifische Bedürfnisse und Herausforderungen adressieren. Durch kontinuierliche Forschung und Entwicklung werden diese Geräte immer genauer und nützlicher für eine Vielzahl von Anwendungen, von der Schwangerschaftsüberwachung bis zur Tiergesundheit.

Insgesamt bieten Wearables in spezialisierten Anwendungsgebieten wie Schwangerschaft, Kinderbetreuung und Tiergesundheit erhebliche Möglichkeiten zur Verbesserung der Lebensqualität und des Wohlbefindens. Wie bei jeder fortschrittlichen Technologie müssen jedoch auch hier ethische, datenschutzrechtliche und benutzerfreundliche Überlegungen sorgfältig berücksichtigt werden.

Datenschutz und Ethik

Der Einsatz von Wearables, insbesondere in sensiblen Bereichen wie Gesundheitsüberwachung und Standortverfolgung, wirft eine Reihe von ethischen und datenschutzrechtlichen Fragen auf. Diese reichen von der Art der erfassten Daten über deren Speicherung und

Verarbeitung bis hin zur Möglichkeit des Missbrauchs. Hier sind einige der Hauptaspekte und Überlegungen:

Datensammlung und -verarbeitung

Wearables sammeln eine Vielzahl von Daten, darunter Vitalparameter, Standortinformationen und manchmal sogar biometrische Daten. Da diese Daten sehr sensibel sind, ist es von entscheidender Bedeutung, dass sie sicher und vertraulich behandelt werden. Dies beginnt bereits bei der Sammlung: Welche Daten werden erfasst? Zu welchem Zweck? Wer hat Zugriff darauf?

Datenspeicherung

Die Speicherung dieser sensiblen Daten erfordert robuste Sicherheitsmaßnahmen, um sowohl die Integrität als auch die Vertraulichkeit der Daten zu gewährleisten. In einigen Fällen können Daten auf dem Gerät selbst gespeichert werden, aber oft werden sie in der Cloud gespeichert, was zusätzliche Sicherheitsrisiken mit sich bringen kann.

Datenübertragung

Wearables sind oft mit anderen Geräten und Systemen verbunden, sei es ein Smartphone, ein Computer oder ein medizinisches Überwachungssystem. Die Art und Weise, wie Daten zwischen diesen verschiedenen Knotenpunkten übertragen werden, muss sicher sein, um das Risiko von Datenverlust oder -diebstahl zu minimieren.

Zugriff und Kontrolle

Ein weiteres wichtiges Thema ist die Frage, wer Zugriff auf die erfassten Daten hat. Dies könnte das Individuum selbst, medizinische Fachkräfte oder sogar Dritte wie Versicherungsgesellschaften oder Arbeitgeber sein. Die Möglichkeit für den Einzelnen, seine eigenen Daten zu kontrollieren und zu verwalten, ist ein wichtiger Aspekt des Datenschutzes.

Informed Consent

Das Einholen einer informierten Zustimmung des Benutzers vor der Datensammlung ist ein ethisches Muss. Die Benutzer müssen genau verstehen, welche Daten gesammelt werden, wie sie verwendet werden und welche Risiken damit verbunden sind.

Missbrauch und Diskriminierung

Die Möglichkeit des Missbrauchs von Daten für diskriminierende Praktiken ist ein ernstes ethisches Anliegen. Zum Beispiel könnte der Zugang zu Gesundheitsdaten durch Versicherungsgesellschaften zu höheren Prämien oder sogar zur Verweigerung von Deckung führen.

Gesetzliche Regelungen

In vielen Ländern gibt es gesetzliche Rahmenbedingungen für den Datenschutz, wie etwa die Europäische Datenschutzgrundverordnung (DSGVO) in der EU. Diese legen fest, was erlaubt ist und was nicht, und bieten oft einen Rechtsweg für Individuen, die glauben, dass ihre Daten missbraucht wurden.

Ethische Leitlinien und Selbstregulierung

Neben gesetzlichen Vorgaben gibt es auch ethische Leitlinien und Best Practices, die von verschiedenen Organisationen und Branchenverbänden entwickelt wurden. Diese können als zusätzliche Schutzschicht dienen, um sicherzustellen, dass die Technologie ethisch verantwortungsvoll eingesetzt wird.

Insgesamt ist der Datenschutz und die Ethik im Kontext von Wearables ein komplexes und vielschichtiges Thema, das eine sorgfältige Überlegung und Handhabung erfordert. Während Wearables das Potenzial haben, die Gesundheitsversorgung und das allgemeine Wohlbefinden erheblich zu verbessern, ist es von entscheidender Bedeutung, dass dies auf eine Weise geschieht, die die Privatsphäre und die ethischen Rechte der Einzelnen respektiert.

Dateneigentum und -zugriff

Dateneigentum und -zugriff sind wesentliche Bestandteile im Kontext von Wearables, insbesondere wenn diese Geräte für Gesundheitsüberwachung und andere sensible Anwendungen eingesetzt werden. Das Eigentum und der Zugang zu diesen Daten werfen sowohl rechtliche als auch ethische Fragen auf, die im Folgenden näher betrachtet werden.

Dateneigentum

Die Frage des Eigentums an den durch Wearables gesammelten Daten ist komplex. In der Regel gehören die Rohdaten dem Benutzer des Geräts, da sie persönliche Gesundheitsinformationen und andere private Daten enthalten. Aber sobald diese Daten in die Cloud oder auf Server der Unternehmen, die die Wearables herstellen oder betreiben, übertragen werden, wird die Frage des Eigentums schwieriger zu klären.

Individuelle Rechte: In vielen Rechtsordnungen haben Einzelpersonen das Recht, ihre persönlichen Daten zu kontrollieren. Sie haben oft das Recht auf Zugang, Berichtigung und Löschung ihrer Daten.

Unternehmenseigentum: Einige Unternehmen beanspruchen das Eigentum an den gesammelten Daten, sobald sie auf ihre Server hochgeladen werden, insbesondere wenn die Daten für Analysen und Interpretationen genutzt werden, die einen Mehrwert darstellen.

Datenlizenzierung: Ein Mittelweg könnte die Lizenzierung der Daten sein. Dabei bleibt das Eigentum bei den Individuen, während das Unternehmen die Lizenz zur Nutzung der Daten für spezifische Zwecke erhält.

Datenzugriff

Der Zugriff auf die Daten ist ein weiteres kritisches Thema. In der Regel sollten Benutzer die Möglichkeit haben, ihre eigenen Daten einzusehen, sie zu exportieren und zu entscheiden, mit wem sie geteilt werden.

Medizinisches Personal: In einigen Anwendungen, insbesondere im Gesundheitswesen, ist der Zugriff durch qualifiziertes medizinisches Personal notwendig, um die Daten interpretieren und entsprechende medizinische Entscheidungen treffen zu können.

Dritte und Dienstleister: Die Daten könnten auch von Dritten, etwa von Forschungsinstitutionen oder Versicherungsunternehmen, eingesehen werden. Dies sollte jedoch nur mit ausdrücklicher Zustimmung der betroffenen Personen geschehen.

Behördlicher Zugriff: In einigen Fällen könnten auch staatliche Stellen Zugriff auf diese Daten fordern, etwa aus strafrechtlichen Gründen oder im Rahmen der nationalen Sicherheit. Auch hier sind klare rechtliche Rahmenbedingungen erforderlich.

Rechtliche und Ethische Rahmenbedingungen

Gesetzliche Regelungen wie die Datenschutz-Grundverordnung (DSGVO) in der Europäischen Union legen bestimmte Rahmenbedingungen für den Umgang mit persönlichen Daten fest. Darüber hinaus gibt es ethische Leitlinien, die festlegen, wie mit den sensiblen Daten umgegangen werden sollte, insbesondere im Kontext der Gesundheitsfürsorge.

Verantwortungsbewusste Datenverwaltung

Angesichts der Sensibilität der durch Wearables gesammelten Daten ist eine verantwortungsbewusste Datenverwaltung unerlässlich. Dies umfasst transparente Kommunikation über die Datennutzung, strenge Sicherheitsprotokolle und die Einholung von Zustimmungen, wenn die Daten für Dritte zugänglich gemacht werden sollen.

Insgesamt sind das Eigentum und der Zugang zu den durch Wearables gesammelten Daten heikle Themen, die eine sorgfältige Abwägung von individuellen, unternehmerischen und gesellschaftlichen Interessen erfordern. Dabei spielen sowohl rechtliche als auch ethische Überlegungen eine zentrale Rolle.

Transparenz und Informed Consent

Transparenz und Informed Consent (informierte Zustimmung) sind zwei wesentliche Konzepte im Kontext des Datenschutzes und der ethischen Handhabung von personenbezogenen Daten. Beide Konzepte spielen eine wichtige Rolle, insbesondere in Bereichen, in denen sensible Daten erhoben, verarbeitet und gespeichert werden, wie etwa im Gesundheitswesen, in der Forschung oder bei der Nutzung von Technologien wie Wearables.

Transparenz

Transparenz bezieht sich auf die klare und verständliche Kommunikation darüber, welche Daten gesammelt werden, wie sie verarbeitet werden, und zu welchen Zwecken sie genutzt werden. Transparenz ist ein wichtiger Faktor für das Vertrauen zwischen Datenerhebenden und Dateninhabern, also meist den Nutzern eines Dienstes oder einer Anwendung.

Offenlegung der Datennutzung: Die Nutzer sollten genau wissen, welche ihrer Daten erfasst und wie diese genutzt werden. Dabei sollte die Sprache klar und unmissverständlich sein, damit die Benutzer die Informationen leicht verstehen können.

Zugang zu eigenen Daten: Transparenz beinhaltet auch, dass die Nutzer Zugang zu ihren gespeicherten Daten haben sollten, sie aktualisieren und gegebenenfalls löschen können.

Klarheit über Drittparteien: Wenn Daten an Dritte weitergegeben werden, sollte dies ebenfalls transparent gemacht werden, einschließlich der Identität der Drittparteien und der Zwecke der Datenweitergabe.

Informed Consent

Informed Consent geht über die bloße Zustimmung hinaus. Es bedeutet, dass die betroffene Person alle notwendigen Informationen erhalten hat, um eine fundierte Entscheidung über die Teilnahme an einer bestimmten

Aktivität oder die Zustimmung zur Datenverarbeitung treffen zu können.

Umfassende Aufklärung: Vor der Erteilung der Zustimmung sollten die Personen vollständig über die Risiken, Vorteile und Zwecke der Datenerhebung und -verarbeitung informiert werden.

Freiwilligkeit: Die Zustimmung sollte freiwillig erfolgen, ohne Druck oder Zwang. Insbesondere sollte klargestellt werden, dass die Nichtteilnahme oder der Widerruf der Zustimmung keine negativen Konsequenzen haben darf.

Zeitpunkt und Gültigkeitsdauer: Der Zeitpunkt, zu dem die Zustimmung eingeholt wird, und ihre Gültigkeitsdauer sollten klar definiert sein. In bestimmten Fällen, wie bei einer wesentlichen Änderung der Verarbeitungszwecke, ist eine erneute Zustimmung erforderlich.

Rechtliche und Ethische Bedeutung

Beide Konzepte sind nicht nur aus rechtlicher, sondern auch aus ethischer Sicht von Bedeutung. Gesetze wie die DSGVO in der EU legen bestimmte Mindeststandards für Transparenz und Informed Consent fest. Ethische Richtlinien, etwa in der medizinischen Forschung, gehen oft noch weiter und fordern eine besonders sorgfältige Einholung der Zustimmung und Information der Beteiligten.

Praktische Umsetzung

Die praktische Umsetzung dieser Konzepte erfordert eine enge Zusammenarbeit zwischen Rechtsexperten, Ethikern, Datensicherheitsexperten und Technologieentwicklern. Hier spielen auch technische Lösungen wie klar gestaltete Benutzeroberflächen, leicht verständliche Datenschutzerklärungen und einfache Verwaltungsoptionen für die Nutzerdaten eine wichtige Rolle.

Insgesamt tragen Transparenz und Informed Consent maßgeblich dazu bei, das Vertrauen in datenverarbeitende Systeme zu stärken und die Autonomie der Individuen im digitalen Zeitalter zu wahren.

Internationale Datenschutzbestimmungen

Internationale Datenschutzbestimmungen sind für das grenzüberschreitende Management von Daten wesentlich, insbesondere da die digitale Welt keine Grenzen kennt. Der Datenfluss zwischen verschiedenen Ländern und Regionen unterliegt vielfältigen gesetzlichen Regelungen, die das Sammeln, Speichern, Verarbeiten und Teilen von personenbezogenen Daten reglementieren. In der Praxis bedeuten diese unterschiedlichen Regelungen, dass Unternehmen, Institutionen und Einzelpersonen ihre Datenmanagementstrategien entsprechend anpassen müssen, um die verschiedenen Datenschutzanforderungen zu erfüllen.

Europäische Union: Datenschutz-Grundverordnung (DSGVO)

Die DSGVO ist eine umfassende Datenschutzverordnung, die am 25. Mai 2018 in Kraft trat und die Verarbeitung personenbezogener Daten durch private Unternehmen und öffentliche Einrichtungen innerhalb der EU regelt. Sie beinhaltet strenge Anforderungen an die Zustimmung zur Datenerhebung, Transparenz über die Verwendung der Daten und die Sicherheit der Datenspeicherung. Ein wichtiger Aspekt der DSGVO ist das "Recht auf Vergessenwerden", das es Einzelpersonen ermöglicht, die Löschung ihrer Daten zu beantragen.

Vereinigte Staaten: California Consumer Privacy Act (CCPA) und andere Regelungen

In den USA gibt es auf Bundesebene keine umfassende Datenschutzgesetzgebung, die mit der DSGVO vergleichbar wäre. Stattdessen existieren spezifische Gesetze wie der Health Insurance Portability and Accountability Act (HIPAA) für den Gesundheitssektor. Der CCPA ist ein wichtiger Schritt in Richtung umfassenderen Datenschutzes auf Staatsebene und gilt für Kalifornien, bietet aber ein Modell, das andere Staaten adaptieren könnten.

Asien: Verschiedene Ansätze

In Asien gibt es keine einheitliche Datenschutzpolitik. Während Länder wie Japan und Südkorea strenge

Datenschutzgesetze haben, sind die Bestimmungen in anderen Ländern weniger umfassend. China hat mit dem Cybersecurity Law und dem Personal Information Protection Law (PIPL) Schritte in Richtung einer umfassenderen Datensicherheit unternommen, allerdings unterscheiden sich diese Regelungen stark von westlichen Normen.

Internationale Abkommen und Übereinkünfte

Verschiedene internationale Abkommen, wie beispielsweise das Privacy Shield zwischen der EU und den USA (das allerdings vom Europäischen Gerichtshof aufgehoben wurde), versuchen, eine Grundlage für den transatlantischen Datenverkehr zu schaffen. Derzeit werden neue Rahmenbedingungen diskutiert.

Technische und organisatorische Maßnahmen

Unabhängig von der jeweiligen gesetzlichen Lage müssen Unternehmen technische und organisatorische Maßnahmen ergreifen, um die Datensicherheit zu gewährleisten. Dazu gehören Verschlüsselungstechnologien, regelmäßige Sicherheitsaudits und Schulungen für Mitarbeiter.

Globale Unternehmen und Compliance

Für global agierende Unternehmen stellt die Einhaltung unterschiedlicher Datenschutzbestimmungen eine besondere Herausforderung dar. Nicht selten müssen sie ihre Datenschutzstrategien an die strengsten geltenden Regelungen anpassen und dafür sorgen, dass sie in allen Märkten, in denen sie tätig sind, konform gehen.

Die internationale Landschaft des Datenschutzes ist ein komplexes und sich ständig veränderndes Feld, das eine kontinuierliche Anpassung und Aufmerksamkeit erfordert. Vor allem durch die fortschreitende Digitalisierung und die zunehmende globale Vernetzung wird das Thema Datenschutz weiter an Bedeutung gewinnen.

Medizinische Validierung und Genauigkeit

Medizinische Validierung und Genauigkeit sind zentrale Kriterien für die Beurteilung der Zuverlässigkeit und Nützlichkeit von diagnostischen Verfahren, medizinischen Geräten und Technologien, einschließlich Wearables und anderen Gesundheitstechnologien. Diese Faktoren sind nicht nur entscheidend für die klinische Anwendung, sondern auch für die Akzeptanz durch Patienten, Ärzte und regulatorische Behörden. Hier sind einige Schlüsselaspekte zu diesen Themen.

Medizinische Validierung

Medizinische Validierung ist der systematische Prozess, durch den die Wirksamkeit und Zuverlässigkeit eines medizinischen Instruments oder Verfahrens bewertet wird. Dies geschieht oft durch rigorose klinische Studien, die nach bestimmten wissenschaftlichen Standards durchgeführt werden.

Klinische Studien und Peer-Review: Ein Produkt oder eine Technologie gilt als medizinisch validiert, wenn es durch klinische Studien an echten Patienten getestet und die Ergebnisse in Fachzeitschriften mit Peer-Review veröffentlicht wurden.

Sensitivität und Spezifität: Diese beiden Kennzahlen geben an, wie genau ein Test oder Messgerät ist. Sensitivität misst, wie gut der Test tatsächliche Fälle einer Krankheit erkennt, während Spezifität angibt, wie gut der Test gesunde Individuen korrekt als solche identifiziert.

FDA-Zulassung und CE-Kennzeichnung: In vielen Ländern ist eine offizielle Zulassung durch regulatorische Behörden erforderlich, bevor ein medizinisches Produkt auf den Markt kommen darf. In den USA ist das die FDA (Food and Drug Administration), in Europa erfolgt die Marktzulassung meist über eine CE-Kennzeichnung.

Genauigkeit

Genauigkeit bezieht sich auf die Fähigkeit eines Instruments oder einer Methode, den tatsächlichen Wert einer gemessenen Größe zu bestimmen. Ungenaue Messungen können zu falschen Diagnosen, unangemessenen Behandlungen und erhöhten Kosten im Gesundheitswesen führen.

Kalibrierung: Die Genauigkeit eines Instruments muss regelmäßig durch Kalibrierung überprüft werden. Dies ist besonders wichtig bei Geräten, die für die Diagnose oder Behandlung von Krankheiten verwendet werden.

Messfehler: Jedes Messinstrument hat einen gewissen Grad an Ungenauigkeit, der als Messfehler bezeichnet wird. Dieser sollte so gering wie möglich sein und ist oft in den technischen Spezifikationen des Geräts angegeben.

Benutzerfehler: Die Genauigkeit kann auch durch unsachgemäße Handhabung beeinträchtigt werden. Aus diesem Grund ist eine umfassende Schulung der Anwender und ggf. Patienten unerlässlich.

Verbindung zu Wearables und Gesundheitstechnologien

Bei Wearables und anderen Gesundheitstechnologien, die zunehmend in der Selbstüberwachung und im medizinischen Kontext eingesetzt werden, sind medizinische Validierung und Genauigkeit von entscheidender Bedeutung. Nicht alle auf dem Markt erhältlichen Produkte haben den rigorosen Prozess der medizinischen Validierung durchlaufen, was Fragen bezüglich ihrer Zuverlässigkeit und Eignung für klinische Anwendungen aufwirft.

Datenqualität und -integration: Die Qualität der von Wearables gesammelten Daten und ihre Integration in medizinische Informationssysteme sind wichtige Faktoren für die praktische Anwendbarkeit.

Ärztliche Einbindung: Medizinische Fachkräfte spielen eine wichtige Rolle bei der Interpretation der durch Wearables erfassten Daten und müssen in den Prozess der Validierung und Anwendung dieser Technologien eingebunden sein.

Insgesamt erfordern die medizinische Validierung und die Gewährleistung der Genauigkeit einen multidisziplinären Ansatz, der Experten aus den Bereichen Medizin, Ingenieurwissenschaften, Statistik und Ethik umfasst. Sie sind entscheidend für die Glaubwürdigkeit, Akzeptanz und erfolgreiche Anwendung von Medizintechnologien.

Peer-Review-Studien und Evidenzbasierung

Peer-Review-Studien und Evidenzbasierung sind zentrale Säulen der wissenschaftlichen Medizin und Forschung. Sie stellen sicher, dass die medizinische Praxis auf verlässlichen Daten und sorgfältig geprüften Erkenntnissen basiert. Hier ein vertiefter Blick in diese Themen:

Peer-Review-Studien

In Peer-Review-Studien wird die Qualität einer wissenschaftlichen Arbeit durch unabhängige Experten im gleichen Forschungsgebiet geprüft. Dieses Überprüfungsverfahren gilt als Goldstandard für wissenschaftliche Veröffentlichungen.

Objektivität und Qualitätssicherung: Peer-Review minimiert das Risiko von Fehlern, Voreingenommenheit oder Falschdarstellungen. Die Reviewer prüfen die Methode, Ergebnisse und Schlussfolgerungen einer Studie und können Verbesserungen oder Ergänzungen vorschlagen.

Publikationsprozess: Nur Studien, die ein Peer-Review-Verfahren durchlaufen haben, gelten als wissenschaftlich valide und können in renommierten Fachzeitschriften veröffentlicht werden.

Fachliche Einschätzung: Neben der Qualitätssicherung liefert der Peer-Review-Prozess auch eine fachliche Einschätzung der Bedeutung der Forschung, die für die wissenschaftliche Gemeinschaft, Förderinstitutionen und regulatorische Behörden von Bedeutung ist.

Evidenzbasierung

Evidenzbasierung bedeutet, dass medizinische Entscheidungen auf der besten verfügbaren wissenschaftlichen Evidenz basieren sollten. Diese Evidenz wird in der Regel durch randomisierte kontrollierte Studien (RCTs), Metaanalysen und systematische Übersichtsarbeiten bereitgestellt.

Hierarchie der Evidenz: Nicht alle Arten von Evidenz sind gleichwertig. RCTs und Metaanalysen gelten als die stärksten Formen der Evidenz, während Fallberichte und Expertenmeinungen als schwächer angesehen werden.

Leitlinien und Empfehlungen: Auf Basis der Evidenz werden medizinische Leitlinien und Empfehlungen entwickelt, die Ärzten und anderen Gesundheitsfachleuten eine Anleitung für die Behandlung von Patienten geben.

Klinische Relevanz und Patientenperspektive: Die Evidenzbasierung berücksichtigt auch die klinische Relevanz und die Patientenperspektive. Dazu können qualitative Studien und Patientenbefragungen herangezogen werden.

Verbindung zwischen Peer-Review und Evidenzbasierung

Peer-Review und Evidenzbasierung sind eng miteinander verknüpft. Peer-Review-Studien liefern die Evidenz, auf der evidenzbasierte Medizin aufbaut.

Kritische Bewertung: Durch Peer-Review werden die Qualität und die Zuverlässigkeit der Evidenz bewertet. Das stärkt das Vertrauen in die wissenschaftliche Grundlage medizinischer Entscheidungen.

Aktualisierung der Evidenz: Die medizinische Forschung ist ein dynamisches Feld. Neue Erkenntnisse, die durch Peer-Review bestätigt wurden, können bestehende Leitlinien und Praktiken verändern oder ergänzen.

Multidisziplinärer Ansatz: Sowohl in der Peer-Review als auch in der Evidenzbasierung ist ein multidisziplinärer Ansatz wichtig. Experten aus verschiedenen

Bereichen – etwa Medizin, Statistik und Ethik – tragen dazu bei, die Qualität und Relevanz der Forschung und der medizinischen Praxis zu erhöhen.

Insgesamt bilden Peer-Review und Evidenzbasierung die Grundlage für eine qualitativ hochwertige medizinische Forschung und Praxis. Sie sorgen für die wissenschaftliche Validität, Relevanz und Anwendbarkeit medizinischer Interventionen und tragen so zur Verbesserung der Patientenversorgung bei.

Qualitätsstandards und Zertifizierungen

Qualitätsstandards und Zertifizierungen sind wichtige Mechanismen, um die Qualität, Sicherheit und Wirksamkeit von medizinischen Produkten, darunter auch Wearables und medizinische Geräte, zu gewährleisten. Sie dienen dazu, Patienten, Ärzten und anderen Stakeholdern im Gesundheitswesen Vertrauen zu schenken. Im Folgenden wird die Bedeutung und der Umfang dieser Aspekte diskutiert.

Qualitätsstandards

Qualitätsstandards definieren die Mindestanforderungen, die ein Produkt oder eine Dienstleistung erfüllen muss, um als sicher und effektiv angesehen zu werden. Diese Standards können sowohl technische als auch ethische Aspekte umfassen.

Technische Standards: Dazu gehören Spezifikationen für Materialien, Herstellungsprozesse, Kalibrierung und vieles mehr. Zum Beispiel müssen medizinische Geräte oft ISO-Normen erfüllen, die globale Standards für Qualität und Sicherheit setzen.

Klinische Standards: Diese betreffen die Wirksamkeit und Sicherheit einer Technologie im klinischen Einsatz. Sie sind oft das Ergebnis rigoroser Studien und Tests.

Ethische Standards: Diese betreffen Fragen des Datenschutzes, der Informed Consent und der Gerechtigkeit. Zum Beispiel könnte ein ethischer Standard die anonyme Speicherung von Patientendaten verlangen.

Zertifizierungen

Zertifizierungen sind offizielle Anerkennungen, die besagen, dass ein Produkt oder eine Dienstleistung bestimmte Qualitätsstandards erfüllt hat.

FDA-Zulassung: In den USA ist die Zulassung der Food and Drug Administration (FDA) oft erforderlich für Medizinprodukte. Diese Zulassung erfolgt nach einer gründlichen Prüfung der Sicherheit und Wirksamkeit des Produkts.

CE-Kennzeichnung: In Europa zeigt die CE-Kennzeichnung an, dass ein Produkt den EU-Normen entspricht. Für medizinische Geräte ist dies in der Regel die Norm EN ISO 13485 für Qualitätsmanagementsysteme.

Andere Länder, andere Standards: Andere Länder haben eigene Zertifizierungsstellen und Standards. Zum Beispiel ist in Japan die Pharmaceuticals and Medical

Devices Agency (PMDA) zuständig für die Zulassung von Medizinprodukten.

Wechselwirkung zwischen Qualitätsstandards und Zertifizierungen

Qualitätssicherung: Zertifizierungen basieren auf den Qualitätsstandards und sind ein Mittel zur Qualitätssicherung. Ein zertifiziertes Produkt hat nachweislich bestimmte Qualitätsstandards erfüllt.

Glaubwürdigkeit und Vertrauen: Die Einhaltung anerkannter Qualitätsstandards und das Vorhandensein von Zertifizierungen erhöhen die Glaubwürdigkeit eines Produkts und bauen Vertrauen bei den Verbrauchern auf.

Marktzugang und Wettbewerbsfähigkeit: Qualitätsstandards und Zertifizierungen sind oft Voraussetzungen für den Markteintritt und können die Wettbewerbsfähigkeit eines Produkts erhöhen.

Aufsicht und Rechenschaft: Zertifizierte Produkte unterliegen einer laufenden Überwachung. Bei Nichteinhaltung der Standards können Zertifizierungen entzogen werden, was rechtliche Konsequenzen haben kann.

Qualitätsstandards und Zertifizierungen spielen eine entscheidende Rolle in der modernen Medizin und Gesundheitstechnologie. Sie schaffen eine verlässliche Grundlage für die Bewertung von Produkten und

Dienstleistungen und sind entscheidend für die Sicherheit und das Wohl der Patienten.

Verbraucher vs. medizinische Geräte

Der Markt für Wearables und Gesundheitstechnologien wird zunehmend von einer Vielzahl unterschiedlicher Produkte geprägt, die sich an verschiedene Zielgruppen richten. Dabei gibt es wesentliche Unterschiede zwischen Geräten, die primär für Verbraucher konzipiert sind, und solchen, die als medizinische Geräte klassifiziert werden. Die Differenzierung dieser beiden Kategorien ist für das Verständnis ihrer jeweiligen Anwendungen, Einschränkungen und regulatorischen Anforderungen entscheidend.

Verbrauchergeräte

Ziel und Anwendung: Verbrauchergeräte wie Fitness-Tracker, Smartwatches und ähnliche Wearables richten sich in der Regel an ein breites Publikum. Sie sind darauf ausgelegt, allgemeine Informationen wie Herzfrequenz, Schrittzahl oder Schlafqualität zu erfassen.

Regulierung: Diese Geräte fallen oft nicht unter strenge medizinische Regulierungen, da sie nicht für die Diagnose, Überwachung oder Behandlung von Krankheiten vorgesehen sind.

Zugänglichkeit und Preis: Verbrauchergeräte sind in der Regel leicht zugänglich und preiswerter als medizinische Geräte. Sie können ohne ärztliche Verschreibung erworben werden.

Genauigkeit und Zuverlässigkeit: Obwohl viele dieser Geräte nützliche Einblicke in den allgemeinen Gesundheitszustand bieten können, sind sie oft nicht so genau oder zuverlässig wie medizinische Geräte.

Medizinische Geräte

Ziel und Anwendung: Medizinische Geräte sind für spezifische medizinische Anwendungen konzipiert. Beispiele sind Herzschrittmacher, Blutzuckermessgeräte und spezialisierte Sensoren für die Überwachung chronischer Erkrankungen.

Regulierung: Sie müssen strenge Qualitäts- und Sicherheitsstandards erfüllen und werden in der Regel von Organisationen wie der FDA in den USA oder der EMA in Europa reguliert. Die Zertifizierungen sind oft komplex und zeitaufwändig.

Zugänglichkeit und Preis: Medizinische Geräte sind in der Regel teurer und weniger frei zugänglich. Sie werden oft nur auf ärztliche Verschreibung oder in medizinischen Einrichtungen verwendet.

Genauigkeit und Zuverlässigkeit: Diese Geräte müssen hohe Standards für Genauigkeit und Zuverlässigkeit erfüllen. Sie werden oft in klinischen Studien getestet, bevor sie für die breite Anwendung zugelassen werden.

Gemeinsamkeiten und Unterschiede

Datenverarbeitung und -speicherung: Beide Arten von Geräten erzeugen große Mengen an Daten, jedoch sind die Anforderungen an den Datenschutz und die Datenspeicherung bei medizinischen Geräten strenger.

Nutzerinteraktion: Während medizinische Geräte in der Regel von Fachleuten bedient werden, sind Verbrauchergeräte oft so konzipiert, dass sie von den Endnutzern selbst bedient werden können.

Ethik und Verantwortung: Bei medizinischen Geräten sind die ethischen Anforderungen, etwa in Bezug auf Informed Consent und Datenschutz, in der Regel höher.

Innovationstempo: Der Consumer-Markt bewegt sich oft schneller, da die regulatorischen Hürden niedriger sind. Medizinische Geräte haben aufgrund der strengen Regulierung oft längere Entwicklungszyklen.

Insgesamt sind sowohl Verbraucher- als auch medizinische Geräte wichtige Bestandteile des Gesundheitsökosystems, jedoch mit deutlich unterschiedlichen Anforderungen, Möglichkeiten und Einschränkungen. Das Verständnis dieser Unterschiede ist entscheidend für die sachgerechte Anwendung und Regulierung in der jeweiligen Zielgruppe.## Zukunftsaussichten

Die Zukunftsaussichten für Wearables und Gesundheitstechnologien sind äußerst vielversprechend, aber auch von zahlreichen Herausforderungen geprägt. In verschiedenen Bereichen zeichnen sich bemerkenswerte Entwicklungen und Trends ab:

Technologische Innovationen

Mit dem Fortschritt in der Sensorik, KI und Big-Data-Analyse ist zu erwarten, dass zukünftige Geräte immer leistungsfähiger, genauer und vielseitiger werden. Wir könnten eine Ära der „personalisierten Medizin" betreten, in der Gesundheitsdaten in Echtzeit erfasst und analysiert werden, um individuelle Therapiepläne zu erstellen.

Breitere Anwendungsgebiete

Die Verwendung von Wearables und Gesundheitstechnologien wird sich wahrscheinlich über die Fitness- und Wellnessindustrie hinaus ausdehnen. Beispielsweise könnten sie in der Früherkennung von Krankheiten, im Management von chronischen Erkrankungen und in der Notfallmedizin eine immer größere Rolle spielen.

Integration ins Gesundheitswesen

Die Integration von Wearables in das traditionelle Gesundheitswesen steht noch am Anfang, könnte aber transformative Auswirkungen haben. Ärzte könnten Zugang zu mehr und besseren Daten erhalten, was die Diagnose und Behandlung erheblich verbessern könnte.

Regulierung und Ethik

Wie bereits erwähnt, werfen diese Technologien zahlreiche ethische und regulatorische Fragen auf, insbesondere im Bereich des Datenschutzes und der

Datensicherheit. Regulierungsbehörden werden wahrscheinlich neue Richtlinien und Standards entwickeln, um mit den raschen Veränderungen Schritt zu halten.

Globale Reichweite

Die Technologie hat das Potenzial, in Ländern mit begrenztem Zugang zu medizinischer Versorgung einen erheblichen Einfluss zu haben. Mobile Diagnostik und Telemedizin könnten in diesen Gebieten besonders nützlich sein.

Marktdynamik

Der Markt wird sich weiter diversifizieren mit einer breiteren Palette von Produkten, die spezielle Nischen bedienen - von Geräten für Senioren und Kinder bis hin zu spezialisierten Wearables für Haustiere.

Verbraucherakzeptanz

Die Verbreitung und Akzeptanz dieser Technologien hängen von vielen Faktoren ab, einschließlich der Benutzerfreundlichkeit, der Genauigkeit der Daten und der Kosten. Öffentlichkeitsarbeit und Aufklärung werden entscheidend sein, um Missverständnisse und Ängste zu überwinden.

Künstliche Intelligenz und Maschinelles Lernen

Die Integration von KI-Algorithmen könnte die Interpretation der erfassten Daten revolutionieren, aber sie birgt auch Risiken wie potenzielle Bias und Fehleranfälligkeit.

Insgesamt scheint die Zukunft für Wearables und Gesundheitstechnologien hell, aber komplex. Fortschritte in der Technologie, die Integration in das bestehende Gesundheitswesen und die Entwicklung robuster ethischer und regulatorischer Rahmenbedingungen werden entscheidend sein für den langfristigen Erfolg und die Akzeptanz dieser spannenden neuen Werkzeuge.

Innovationsfelder

Die Innovationsfelder im Bereich der Wearables und Gesundheitstechnologien sind vielfältig und dynamisch. Sie spiegeln die breiten Möglichkeiten wider, die diese Technologien bieten, um die Gesundheitsversorgung und das allgemeine Wohl der Menschen zu verbessern. Hier sind einige Schlüsselbereiche der Innovation:

Personalisierte Medizin

Der Einsatz von Wearables zur Erfassung individueller Gesundheitsdaten kann die Tür zu personalisierten Behandlungsplänen und Therapieansätzen öffnen. Durch die Kombination von genetischen, metabolischen und lebensstilbedingten Daten könnte eine ganzheitliche und individuell zugeschnittene Gesundheitsversorgung möglich werden.

Präventivmedizin und Früherkennung

Wearables könnten künftig noch mehr in der Lage sein, Anzeichen von Krankheiten lange vor dem Auftreten von Symptomen zu erkennen. Dies wäre besonders nützlich für die Früherkennung von Zuständen wie Herz-Kreislauf-Erkrankungen, Diabetes und sogar einigen Krebsarten.

Remote-Monitoring und Telemedizin

Insbesondere in Zeiten von Pandemien und für Menschen in abgelegenen Gebieten kann die Fernüberwachung von Gesundheitsparametern und die Durchführung von Konsultationen über Telemedizin ein großer Vorteil sein.

Integration mit anderen Technologien

Die Verschmelzung von Wearables mit Augmented Reality, Virtual Reality und sogar Brain-Computer-Interfaces könnte vollkommen neue Anwendungsfelder eröffnen, von der verbesserten Rehabilitation bis hin zu neuen Formen der Mensch-Computer-Interaktion.

Datenschutz und Sicherheit

Innovationen im Bereich der Datensicherheit, wie etwa die Blockchain-Technologie, könnten die sichere und transparente Speicherung und den Austausch von Gesundheitsdaten ermöglichen.

Adaptives Lernen und KI

Mit der Integration von Künstlicher Intelligenz und maschinellem Lernen könnten Wearables nicht nur Daten erfassen, sondern auch interpretieren und sogar Vorhersagen treffen oder Empfehlungen geben.

Spezialisierte Nischenprodukte

Von Wearables für die Überwachung der Schwangerschaft bis hin zu speziellen Geräten für Athleten oder ältere Menschen - die Möglichkeiten für spezialisierte Produkte sind nahezu unbegrenzt.

Interoperabilität

Die Fähigkeit verschiedener Systeme und Technologien, nahtlos miteinander zu kommunizieren, ist ein weiteres wichtiges Innovationsfeld. Dies ist entscheidend für die Schaffung eines integrierten Gesundheitsökosystems.

Diese Innovationsfelder sind natürlich nicht abschließend und können sich im Laufe der Zeit weiterentwickeln. Doch sie bieten einen Einblick in die vielfältigen Möglichkeiten, die die Zukunft im Bereich der Wearables und Gesundheitstechnologien bereithält.

Integration in digitale Gesundheitsplattformen

Die Integration von Wearables in digitale Gesundheitsplattformen ist ein entscheidender Schritt, um das volle Potenzial dieser Technologien im Gesundheitssektor zu nutzen. Hier sind einige der wichtigsten Aspekte dieser Integration:

Zentrale Datenspeicherung und Analyse

Einer der wesentlichen Vorteile der Integration in digitale Gesundheitsplattformen ist die Möglichkeit, Gesundheitsdaten zentral zu speichern und zu analysieren. Auf diese Weise können Ärzte und andere Gesundheitsdienstleister einen ganzheitlichen Blick auf den Zustand eines Patienten werfen und Behandlungen entsprechend anpassen.

Nahtlose Kommunikation

Die Integration ermöglicht eine nahtlose Kommunikation zwischen verschiedenen Geräten, Anwendungen und Gesundheitsdienstleistern. Dies erleichtert die Koordination der Versorgung und verbessert das Patientenerlebnis. Es kann auch dazu beitragen, unnötige Tests oder Verfahren zu vermeiden und dadurch Kosten zu senken.

Die Kompatibilität zwischen verschiedenen Systemen und Plattformen ist entscheidend für die effektive Nutzung von Wearables im Gesundheitswesen. Standardisierte Schnittstellen und Protokolle können sicherstellen, dass Geräte und Systeme problemlos miteinander kommunizieren können.

Personalisierte Gesundheitspläne

Mit den erfassten Daten können individuelle Gesundheits- oder Behandlungspläne entwickelt werden. Diese Pläne könnten automatisch angepasst werden, basierend auf den in Echtzeit erfassten Daten, die von den Wearables kommen.

Einbeziehung des Patienten

Digitale Gesundheitsplattformen können auch dazu dienen, den Patienten stärker in seine eigene Gesundheitsversorgung einzubeziehen. Durch den Zugang zu ihren eigenen Daten und die Möglichkeit, Fortschritte zu verfolgen, können Patienten ermutigt werden, aktiver an ihrer Gesundheit zu arbeiten.

Datenschutz und Compliance

Die Integration von Wearables in offizielle Gesundheitsplattformen erfordert strenge Datenschutzmaßnahmen. Diese Plattformen müssen mit nationalen und internationalen Datenschutzbestimmungen wie der DSGVO in der Europäischen Union oder dem HIPAA in den USA konform sein.

Qualitätskontrolle und Validierung

Für die Aufnahme in professionelle Gesundheitsplattformen müssen Wearables bestimmte Qualitäts- und Zuverlässigkeitsstandards erfüllen. Dies kann dazu beitragen, das Vertrauen sowohl der Gesundheitsdienstleister als auch der Verbraucher in diese Technologien zu stärken.

Echtzeit-Überwachung und Alarmierung

Die Integration ermöglicht auch die Echtzeit-Überwachung von Patienten, was insbesondere bei der Verwaltung von chronischen Krankheiten oder bei der Nachsorge nach Operationen nützlich sein kann. Alarmierungssysteme könnten implementiert werden, um auf kritische Veränderungen in den Gesundheitsdaten schnell reagieren zu können.

Insgesamt bietet die Integration von Wearables in digitale Gesundheitsplattformen zahlreiche Möglichkeiten zur Verbesserung der Gesundheitsversorgung. Sie kann jedoch nur dann erfolgreich sein, wenn verschiedene Herausforderungen, insbesondere in den Bereichen Datenschutz, Interoperabilität und Validierung, erfolgreich bewältigt werden.

Gesellschaftliche und demografische Trends

Die Auswirkungen gesellschaftlicher und demografischer Trends auf die Entwicklung und Nutzung von Wearables im Gesundheitsbereich sind nicht zu unterschätzen. Verschiedene sozioökonomische Faktoren und demografische Verschiebungen beeinflussen die Nachfrage und den Einsatz dieser Technologien.

Alternde Bevölkerung

In vielen Industrieländern wird die Bevölkerung immer älter. Dies stellt das Gesundheitssystem vor neue Herausforderungen, da ältere Menschen in der Regel mehr medizinische Versorgung benötigen. Wearables können hierbei eine wichtige Rolle spielen, beispielsweise bei der Überwachung chronischer Erkrankungen oder bei der Sturzprävention.

Gesundheitsbewusstsein

Ein steigendes Gesundheitsbewusstsein in der Bevölkerung treibt die Nachfrage nach Wearables, die Fitness- und Gesundheitsdaten verfolgen können. Dies reicht von einfachen Schrittzählern bis hin zu komplexeren Geräten, die verschiedene physiologische Marker überwachen.

Technologieakzeptanz

Die breitere Akzeptanz von Technologie im Alltag, insbesondere bei jüngeren Generationen, erleichtert die Einführung von Wearables. Menschen sind immer mehr bereit, Technologie zur Überwachung und Verbesserung ihrer Gesundheit zu nutzen.

Sozioökonomische Ungleichheit

Der Zugang zu Gesundheitstechnologie ist oft durch sozioökonomische Faktoren eingeschränkt. Wearables und digitale Gesundheitsplattformen könnten einerseits die Gesundheitsversorgung demokratisieren, andererseits aber auch bestehende Ungleichheiten verstärken, wenn sie nicht breit zugänglich sind.

Urbanisierung

Die fortschreitende Urbanisierung und die damit ein-
hergehenden Lebensstiländerungen haben Auswirkungen auf die Gesundheit. In städtischen Gebieten könnte
der Einsatz von Wearables zur Überwachung der Luftqualität oder zur Messung von Stressindikatoren an Bedeutung gewinnen.

Datenschutzbedenken

In einer Zeit, in der Datenschutz und Datensicherheit
immer mehr an Bedeutung gewinnen, könnten Bedenken in diesen Bereichen die Akzeptanz von Wearables
beeinträchtigen. Dies ist besonders relevant in Kontexten, in denen sensible Gesundheitsdaten gesammelt
werden.

Globalisierung

Die Globalisierung ermöglicht es, Wearables und zuge-
hörige Technologien in verschiedenen Teilen der Welt
einzuführen. Allerdings erfordert dies eine Anpassung
an lokale Gegebenheiten, etwa in Bezug auf Datenschutzbestimmungen oder kulturelle Einstellungen zur
Gesundheitsversorgung.

Feminisierung der Gesundheitsversorgung

Mit einem wachsenden Fokus auf Frauengesundheit
entstehen spezialisierte Wearables, die auf die Bedürfnisse von Frauen zugeschnitten sind, beispielsweise zur

Überwachung der Menstruationszyklen oder der Schwangerschaft.

Diese Trends sind dynamisch und werden von einer Vielzahl von Faktoren beeinflusst, einschließlich technologischer Fortschritte, politischer Entscheidungen und gesellschaftlicher Einstellungen. Die Berücksichtigung dieser Faktoren ist entscheidend für die erfolgreiche Entwicklung und Implementierung von Wearables im Gesundheitssektor.

Fallbeispiele und Anwenderberichte

Fallbeispiele und Anwenderberichte sind wichtige Instrumente, um die Wirksamkeit und Anwendbarkeit von Wearables im Gesundheitswesen zu demonstrieren. Sie bieten einen Einblick in die praktischen Vorteile sowie in mögliche Herausforderungen und Einschränkungen. Hier sind einige denkbare Beispiele:

Fallbeispiel 1: Diabetes-Management

Ein Patient mit Typ-2-Diabetes verwendet einen Wearable-Sensor, der den Blutzuckerspiegel in Echtzeit überwacht. Durch die Integration in eine digitale Gesundheitsplattform kann der behandelnde Arzt die Daten einsehen und bei Bedarf die Therapie anpassen. Der Patient erhält Benachrichtigungen über hohe oder niedrige Werte und kann seine Ernährung oder Medikation entsprechend anpassen. In diesem Fall hat der Einsatz des Wearables zu einer besseren Blutzuckerkontrolle und somit zu einer Verringerung des Risikos für diabetesbedingte Komplikationen geführt.

Fallbeispiel 2: Kardiologische Überwachung

Ein Herzpatient wird mit einem Wearable ausgestattet, das verschiedene kardiologische Parameter wie Herzfrequenz, Blutdruck und EKG überwacht. Bei Abweichungen von den Normwerten wird ein Alarm an den Arzt und den Patienten gesendet. In einem Fall erkannte das System eine drohende Herzrhythmusstörung, was eine schnelle Intervention und die Vermeidung eines potenziell lebensbedrohlichen Ereignisses ermöglichte.

Fallbeispiel 3: Schwangerschaftsüberwachung

Eine schwangere Frau verwendet einen speziellen Wearable-Gürtel, der Fetalbewegungen, Herzfrequenz des Fötus und andere relevante Parameter überwacht. Dadurch können potenzielle Probleme frühzeitig erkannt und behandelt werden. Dank der Daten konnte in einem Fall eine Notfall-Caesarsektion rechtzeitig durchgeführt werden, was das Leben des Kindes rettete.

Fallbeispiel 4: Sportliche Leistungsoptimierung

Ein professioneller Sportler nutzt ein Wearable zur Überwachung seiner Körperleistung während des Trainings. Sowohl physische als auch psychologische Parameter wie Muskelermüdung und Stresslevel werden erfasst. Auf Basis dieser Daten wird ein individuell angepasster Trainingsplan entwickelt, der zu einer Leistungssteigerung und einer Verringerung von Verletzungen führte.

Anwenderbericht: Senioren und Sturzprävention

Ein Anwenderbericht könnte die Geschichte einer älteren Person erzählen, die ein Wearable zur Sturzprävention verwendet. Das Gerät erkennt, wenn ein Sturz stattfindet und alarmiert automatisch die Notdienste oder Familienmitglieder. In diesem Fall verhinderte die schnelle Reaktion nach einem Sturz ernsthafte Verletzungen oder schlimmere Konsequenzen.

Anwenderbericht: Datenschutz und Ethik

Ein weiterer interessanter Anwenderbericht könnte die Bedenken eines Nutzers hinsichtlich des Datenschutzes thematisieren. Obwohl der Nutzer die Vorteile der Wearables schätzt, ist er besorgt über die Sicherheit seiner sensiblen Gesundheitsdaten und die Möglichkeit des Missbrauchs.

Diese Fallbeispiele und Anwenderberichte bieten nicht nur wertvolle Erfahrungsinformationen, sondern können auch dazu beitragen, Skepsis gegenüber der neuen Technologie abzubauen und den Weg für weitere Innovationen und Anwendungen zu ebnen. Sie können auch für medizinische Fachkräfte, Regulierungsbehörden und Entwickler wichtige Erkenntnisse liefern.

Fallstudien zu Unternehmenslösungen

Fallstudien zu Unternehmenslösungen im Bereich der Wearables können ein breites Spektrum an Anwendungen abdecken, von Mitarbeitergesundheit und -sicherheit bis hin zur Verbesserung der betrieblichen Effizienz. Hier sind einige Beispiele, die verschiedene Aspekte und Branchen beleuchten:

Fallstudie 1: Wearables in der Logistikbranche

Ein großes Logistikunternehmen implementiert Wearables, die die körperliche Belastung der Lagermitarbeiter überwachen. Diese Geräte erfassen Daten wie Herzfrequenz, Muskelbelastung und Haltung. Durch die Analyse dieser Daten konnte das Unternehmen ergonomische Verbesserungen vornehmen, was zu einer Reduzierung von arbeitsbedingten Verletzungen und einer Steigerung der Produktivität führte.

Fallstudie 2: Gesundheitsmonitoring für Büroangestellte

Ein Softwareunternehmen bietet seinen Mitarbeitern Smartwatches zur Überwachung ihrer Gesundheitsdaten an. Dies ist Teil eines umfassenden betrieblichen Gesundheitsprogramms, das auch Ernährungsberatung und Fitnesskurse umfasst. Durch die Auswertung der gesammelten Daten konnte das Unternehmen feststellen, dass die Mitarbeiter weniger Stress und eine verbesserte Work-Life-Balance erlebten.

Fallstudie 3: Sicherheitslösungen für die Baubranche

Ein Bauunternehmen nutzt spezialisierte Wearables, die die Bewegungen und die Umgebungsbedingungen für die Arbeiter am Bau überwachen. Dies beinhaltet auch die Überwachung von gefährlichen Gasen und extremen Temperaturen. Bei Abweichungen werden sofort Alarme ausgelöst. Dieses System hat die Anzahl der Unfälle und Ausfallzeiten deutlich reduziert.

Fallstudie 4: Optimierung von Kundenservice-Abläufen

Ein Einzelhandelsunternehmen setzt Augmented-Reality-Brillen für seine Kundendienstmitarbeiter ein. Diese Brillen können Informationen wie Lagerbestände, Produktspezifikationen oder Wegbeschreibungen innerhalb des Ladens in Echtzeit anzeigen, was die Effizienz des Personals und die Kundenzufriedenheit erhöht.

Fallstudie 5: Remote-Monitoring in der Energiewirtschaft

Ein Energieunternehmen setzt Wearables ein, um die Gesundheit und Sicherheit von Mitarbeitern in abgelegenen oder gefährlichen Einsatzgebieten zu überwachen. Durch eine ständige Verbindung zu einer zentralen Überwachungsstelle können potenzielle Gesundheits- oder Sicherheitsprobleme frühzeitig erkannt und behandelt werden.

Diese Fallstudien zeigen, dass Wearables nicht nur im Gesundheitssektor, sondern auch in verschiedenen Branchen und Unternehmensbereichen zunehmend an Bedeutung gewinnen. Sie bieten Möglichkeiten zur Effizienzsteigerung, zur Verbesserung der Mitarbeitergesundheit und -sicherheit sowie zur Optimierung von Geschäftsprozessen. Dabei sind jedoch auch Herausforderungen wie Datensicherheit, Skalierbarkeit und die Akzeptanz der Mitarbeiter zu berücksichtigen.

Ethnografische Studien

Ethnografische Studien zu Wearables sind besonders interessant, weil sie den Einsatz von tragbaren Technologien in ihrem natürlichen Kontext erforschen und ein tieferes Verständnis für die Interaktion zwischen Mensch und Technologie ermöglichen. Solche Studien können auch helfen, die Akzeptanz und Ablehnung von Wearables sowie ihre Auswirkungen auf verschiedene Aspekte des menschlichen Lebens zu verstehen.

Akzeptanz und Benutzererfahrung

Eine der wichtigsten Fragen, die ethnografische Studien zu Wearables beantworten können, ist die nach der Akzeptanz dieser Technologien. Wie nehmen Menschen Wearables in ihren Alltag auf? Werden sie als störend oder als nützlich empfunden? Ethnografische Methoden können hier durch Teilnahmebeobachtung, Interviews und Interaktionen mit den Nutzern ein tieferes

Verständnis für die tatsächliche Nutzung und Erfahrung bieten.

Soziale und kulturelle Auswirkungen

Ethnografische Studien können auch die sozialen und kulturellen Auswirkungen von Wearables beleuchten. Zum Beispiel könnten in Gemeinschaften, in denen traditionelle Kleidung und Schmuck eine wichtige Rolle spielen, Wearables auf Widerstand stoßen oder anders interpretiert werden. In anderen Kontexten könnten sie als Statussymbole dienen.

Gesundheitsüberwachung und Verhaltensänderung

Im Gesundheitsbereich können ethnografische Studien zeigen, wie Wearables zur Überwachung von Gesundheitsdaten und zur Unterstützung von Verhaltensänderungen verwendet werden. Sie könnten beispielsweise beleuchten, wie Patienten mit chronischen Erkrankungen Wearables zur Selbstüberwachung nutzen und welche psychologischen oder sozialen Faktoren ihre Nutzung beeinflussen.

Arbeitsplatz und Produktivität

Am Arbeitsplatz könnten ethnografische Studien zur Erforschung der Auswirkungen von Wearables auf die Produktivität, die Mitarbeiterzufriedenheit und die Work-Life-Balance beitragen. Insbesondere in Berufen,

die körperlich anstrengend sind oder spezielle Sicher-
heitsanforderungen haben, könnten solche Studien
wichtige Erkenntnisse liefern.

Ethik und Datenschutz

Nicht zuletzt könnten ethnografische Studien dazu beitragen, ethische und datenschutzrechtliche Bedenken im
Zusammenhang mit Wearables zu verstehen. Wie gehen
Menschen mit der Sammlung und Weitergabe ihrer persönlichen Daten um? Welche Bedenken haben sie und
wie könnten diese Bedenken durch besseres Design oder
durch gesetzliche Regelungen ausgeräumt werden?

Insgesamt können ethnografische Studien zu Wearables
ein komplexes, mehrschichtiges Verständnis für die vielfältigen Möglichkeiten und Herausforderungen dieser
Technologien bieten. Sie können für Entwickler, Medizi-
ner, Sozialwissenschaftler und Ethiker gleichermaßen
von Wert sein, um die Implementierung und Auswirkungen von Wearables in verschiedenen Kontexten besser zu verstehen.

Empfehlungen für die Branche und die Politik

Empfehlungen für die Wearable-Branche und die Politik
können sich aus den zahlreichen Aspekten ergeben, die
in der Analyse dieser Technologien und ihrer Anwendung im Gesundheitsbereich betrachtet wurden.

Für die Branche

Medizinische Validierung: Hersteller sollten sicherstellen, dass ihre Produkte strengen wissenschaftlichen Tests unterzogen werden, um die Genauigkeit und Zuverlässigkeit der erfassten Daten zu gewährleisten.

Benutzerfreundlichkeit: Eine einfache, intuitive Benutzeroberfläche ist entscheidend für die Akzeptanz von Wearables, insbesondere in älteren Bevölkerungsgruppen, die möglicherweise weniger technologieaffin sind.

Datensicherheit und -ethik: Unternehmen sollten transparent darüber sein, welche Daten gesammelt werden, wie sie verwendet werden und wie sie geschützt sind. Das schafft Vertrauen und fördert die Akzeptanz.

Interoperabilität: Die Fähigkeit, Daten sicher und effizient zwischen verschiedenen Systemen und Plattformen auszutauschen, sollte eine Priorität sein, um den Wert von Wearables im Gesundheitsökosystem zu maximieren.

Spezialisierung: Da der Wearable-Markt immer gesättigter wird, sollten Unternehmen in Betracht ziehen, sich auf Nischenmärkte wie chronische Krankheiten, Schwangerschaftsüberwachung oder Tiergesundheit zu spezialisieren.

Kooperation mit dem Gesundheitswesen: Hersteller sollten mit medizinischen Einrichtungen und Fachleuten zusammenarbeiten, um die klinische Relevanz und Anwendbarkeit ihrer Produkte sicherzustellen.

Für die Politik

Datenschutzbestimmungen: Klare und strengere Regeln für den Umgang mit gesundheitsbezogenen Daten durch Wearables sind erforderlich. Das schließt auch die Frage des Dateneigentums und des Datentransfers über Ländergrenzen hinweg ein.

Qualitätsstandards: Es sollte ein regulatorisches Framework für die Zertifizierung und Überwachung von Wearables im Gesundheitsbereich entwickelt werden.

Förderung von Forschung und Entwicklung: Staatliche Anreize könnten dazu beitragen, die Entwicklung innovativer und kosteneffektiver Lösungen in diesem Bereich zu fördern.

Aufklärung und Schulung: Die öffentliche Hand könnte Informationskampagnen und Schulungsprogramme initiieren, um das Bewusstsein für die Möglichkeiten und Grenzen von Wearables im Gesundheitsbereich zu erhöhen.

Gesundheitliche Chancengleichheit: Politische Maßnahmen sollten darauf abzielen, den Zugang zu Wearables und damit verbundenen Gesundheitsdiensten über alle sozioökonomischen Gruppen hinweg zu gewährleisten.

Einsatz in der öffentlichen Gesundheit: Die Politik sollte die Nutzung von Wearables in öffentlichen Gesundheitsinitiativen und -programmen erforschen, insbesondere in Bereichen wie Epidemieüberwachung oder Gesundheitsaufklärung.

Insgesamt erfordert der effektive Einsatz von Wearables im Gesundheitsbereich eine koordinierte Anstrengung von Industrie, Politik, Gesundheitsdienstleistern und Verbrauchern. Nur durch die Berücksichtigung der technischen, ethischen und gesellschaftlichen Aspekte kann das volle Potenzial dieser Technologien ausgeschöpft werden.

·

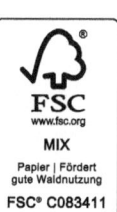

FSC
www.fsc.org
MIX
Papier | Fördert
gute Waldnutzung
FSC® C083411

Zeitfracht Medien GmbH
Ferdinand-Jühlke-Straße 7
99095 Erfurt, Deutschland
produktsicherheit@kolibri360.de